TRAITÉ

SUR L'USAGE ET LES EFFETS

DES VINS

DANS LES MALADIES DANGEREUSES,

ET

SUR LA FALSIFICATION

DE CETTE BOISSON.

A PARIS:

Chez Treuttel et Würtz, libraires; rue de Lille;
Gabon, place de l'École de médecine, n.° 2;
Méquignon-Marvis, rue de l'École de médecine, n.° 9;
Foucault, rue des Noyers, n.° 37.

TRAITÉ

SUR L'USAGE ET LES EFFETS

DES VINS

DANS LES MALADIES DANGEREUSES ET MORTELLES,

ET

SUR LA FALSIFICATION DE CETTE BOISSON;

PAR

M. ÉD. LOEBENSTEIN-LOEBEL,

Docteur en médecine, Conseiller sanitaire de S. A. S. le Grand-
Duc de Weimar; Prof. en médec. à Jéna; Membre de la Société
latine et de la Soc. minéral. de la même ville; Associé corresp.
de la Société des Sciences phys. de Hanau en Wetteravie, de la
Soc. physico-médicale d'Erlangen, etc.

TRADUIT DE L'ALLEMAND,

PAR

J. Fr. DANIEL LOBSTEIN,

Docteur en médecine de la Faculté de Paris, Associé corresp. de la
Société méd. d'émulation de la même ville; Correspondant de la
Soc. royale de méd. de Bordeaux, de la Soc. de méd. de Toulouse,
de la Soc. latine et de la Soc. minéral. de Jéna, et Corresp. de
la Soc. des Sciences physiq. de Hanau en Wetteravie, etc.; ancien
Médecin aux hôpitaux milit. et aux armées françaises; Médecin et
Accoucheur à Strasbourg.

*Vino aluntur vires, sanguis
calorque hominum.* Plin.

STRASBOURG,

De l'imprimerie de F. G. Levrault, imprimeur du Roi.

1817.

A MONSIEUR

JEAN-JACQUES LEROUX,

DOCTEUR-RÉGENT

DE L'ANCIENNE FACULTÉ DE MÉDECINE
DE PARIS;

PROFESSEUR DE CLINIQUE INTERNE

ET DOYEN

DE LA NOUVELLE FACULTÉ DE MÉDECINE DE PARIS;

CHEVALIER

DE L'ORDRE ROYAL DE LA LÉGION D'HONNEUR.

MONSIEUR LE DOYEN,

La permission que vous avez daigné m'accorder de faire paraître cet ouvrage sous vos auspices, a ajouté au désir que j'avais de le rendre digne de vous être présenté. Si mes moyens n'ont pas toujours répondu à ce désir, j'ose compter sur votre indulgence, autant que sur les bontés habituelles dont vous avez bien voulu me donner tant de preuves, et dont mon cœur conserve à jamais le souvenir.

Je ne me permettrai pas, Monsieur, d'ajouter ici la moindre expression au concert unanime d'éloges et d'admiration du public savant. Votre modestie m'est connue autant que votre profond savoir est généralement reconnu. Je n'ajoute qu'une prière, celle que vous daigniez me conserver l'amitié dont vous m'avez honoré jusqu'à ce jour, et agréer l'hommage des sentimens respectueux avec lesquels j'ai l'honneur d'être,

MONSIEUR LE DOYEN,

Votre très-humble et très-obéissant serviteur,

J. F. DANIEL LOBSTEIN, D. M.

PRÉFACE
DU TRADUCTEUR.

DEPUIS long-temps on sent le besoin d'un ouvrage qui, en rappelant l'origine et les propriétés physiques et chimiques des vins, détermine avec précision, non-seulement leurs effets généraux sur l'homme, tant à l'état de santé qu'à l'état de maladie, mais où soient développées les indications thérapeutiques relativement à chaque espèce de vin en particulier, d'après l'état actuel de nos connaissances en médecine.

Le célèbre professeur LOEBENSTEIN-LOEBEL, pénétré de cette vérité, et ayant eu occasion, dans sa pratique étendue, d'employer presque toutes les espèces de vins que les circonstances permettent de se procurer, a essayé de remplir cette tâche. Le succès que vient d'obtenir, en Allemagne, la Monographie qu'il a publiée à ce sujet, justifie le mérite de son auteur, déjà avantageusement connu par différentes productions littéraires.

M. le professeur LOEBENSTEIN-LOEBEL a rassemblé avec soin et disposé avec méthode une foule de matériaux dispersés dans un grand nombre d'ouvrages ; mais, ce qui distingue particulièrement son travail et le rend en même temps fort utile, c'est le tableau, tracé avec beaucoup de sagacité, des symptômes pathognomoniques qui doivent décider le médecin pour ou contre l'emploi des vins dans les maladies. Le résultat de son expérience est fréquemment appuyé par des observations pratiques du plus grand intérêt.

Le défaut absolu d'un ouvrage de ce genre en France, et la nécessité de propager pour le bien général la doctrine que renferme celui que j'offre au public, m'ont engagé à le traduire. J'ose me flatter que les médecins français l'accueilleront avec plaisir, et qu'il concourra à l'accomplissement de leur vœu le plus ardent, celui de soulager l'humanité souffrante. Puissé-je y avoir contribué pour ma part !

PRÉFACE

DE L'AUTEUR.

Tous les médecins conviendront avec nous que l'on peut, de nos temps, considérer comme un objet de la plus haute importance, surtout pour les praticiens, un ouvrage propre à servir de guide relativement à l'usage des vins considérés comme médicamens dans les maladies souvent dangereuses et même mortelles. Nous avons réuni tous nos efforts pour chercher à atteindre ce but; et nous désirons que le présent ouvrage puisse en fournir la preuve. Cependant nous nous garderons bien de le présenter autrement que comme un essai, et nous souhaiterions qu'il ne fût jugé, dans le monde critique et médical, que sous ce même rapport.

Nous observons d'avance qu'il ne nous a pas été possible de juger et de traiter de toutes les espèces de vins, et que nous

nous sommes bornés aux vins de table les plus connus.

Nous sommes d'ailleurs entièrement de l'avis de HARCHIUS, qui chante les qualités du vin dans les vers suivans :

Exhilarat vinum, nutrit quoque, viscera firmat,
Et facile in quævis corporis arcta meat;
Concoquit, et sumto mens fit generosior illo:
Pallida purpureo membra colore nitent.
Inde redit vitæ novus halitus, inde senectus
Florenti numerat tempora longa coma:
Inde aucto fertur genitali semine quondam
Mars Veneris niveum sollicitasse thorum.

Au surplus, notre but a été de rendre notre travail utile, de procurer la guéri-son aux malades, et d'offrir des fortifians convenables à ceux qui jouissent d'une heureuse convalescence.

TABLE

DES MATIÈRES.

TRAITÉ

SUR L'USAGE ET LES EFFETS

DES VINS

DANS LES MALADIES DANGEREUSES ET MORTELLES.

INTRODUCTION.

Dès l'antiquité la plus reculée, les médecins les plus célèbres ont recommandé et employé le vin, non-seulement comme un moyen diététique, mais encore comme un précieux curatif dans les affections morbifiques les plus dangereuses dont les hommes puissent être affligés. Les preuves de cette assertion sont consignées en partie dans l'Écriture sainte, en partie dans les ouvrages classiques d'Hippocrate, de Galien, de Celse, d'Avicenne, de Paul d'Égine, d'Alexandre ab Alexandro, de Prosper Alpin, du docteur Ant. Altimari, de Fabrice d'Aquapendente, de Charles Piso, et autres.

Il est vrai que leurs idées et leurs vues sont absolument modelées d'après les systèmes et les opinions que les médecins de ces temps ne pouvaient se dispenser d'adopter conformément à l'esprit de leur siècle : néanmoins on ne laisse pas de remarquer çà et là, dans leurs écrits, des observations pratiques qui brillent, à des yeux attentifs, comme des diamans épars dans un monceau de grossiers cailloux.

PHILIPPE-JACQUES SACHS, dans l'ouvrage monographique qu'il publia dans le dix-septième siècle, sous le titre : *Ampelographia, sive vitis viniferæ ejusque partium consideratio physico-philologico-historico-medico-chymica*, a rassemblé et décrit ces précieux vestiges de l'antiquité, avec un soin et une exactitude que l'on ne saurait assez louer. Après lui, FRÉD. HOFFMANN, DELIUS, LOUIS HOFFMANN, BOECKLER, NEUMANN, BÆHR, BOERHAAVE, VAN SWIETEN, et nombre d'autres, ont écrit sur les propriétés du vin ; et en des temps plus modernes l'usage de cette liqueur, dans des maladies qui mettent la vie en danger, a été fortement recommandé par plusieurs médecins et savans observateurs, notamment par WHYTE, dans les fièvres nerveuses accompagnées d'une circulation irrégulière du sang ; par RUSH, dans les affections spasmodiques et le tétanos ; par HUXHAM et PRINGLE, dans les maladies putrides ; par le célèbre HUFELAND, dans la petite-vérole maligne ; par JOHNSTON, dans l'esquinancie maligne accompagnée d'une grande débilité nerveuse ; et, enfin, par JUSTE ARNEMANN, dans toutes les convalescences.

Après avoir étudié les ouvrages classiques, tant anciens que modernes, relativement à cet objet, et après en avoir tiré le plus de profit qu'il nous a été possible, nous nous proposons de développer dans cet ouvrage, d'après l'état actuel de nos connaissances en médecine, nos vues sur l'usage et les effets des principaux vins dans plusieurs affections morbifiques, et surtout dans celles qui attaquent les divers systèmes individuellement.

Nous avons pris pour but, dans cet ouvrage, de faire connaître les circonstances dans lesquelles il faut administrer le vin comme moyen diététique, et celles où il convient de l'employer comme remède, en déterminant les diverses espèces de cette liqueur, suivant la nature de la maladie. Nous désirons fixer l'attention des praticiens sur un moyen si énergique, et qui réussit si souvent à rallumer le flambeau de la vie prêt à s'éteindre.

Il sera facile de remarquer dans cet ouvrage, qu'à la vérité, parmi les médecins modernes, aussi bien que parmi les anciens, il s'en trouve qui ont été trop grands panégyristes du vin, et qui n'ont point déterminé avec assez de précision les indications requises pour son administration dans des maladies douteuses, ni désigné avec assez de circonspection les diverses espèces de vin dont on peut tirer partie dans la pratique. C'est ainsi qu'HIPPOCRATE, GALIEN, COELIUS AURELIANUS, BORELLUS, HELMONT, et autres encore, indiquent le vin dans les fièvres inflammatoires et intermittentes.

Nous ne traitons ici du vin que sous le rapport médical, c'est-à-dire, comme d'un remède indispensable dans diverses maladies; nous n'en parlons point sous le rapport de la diète habituelle de l'homme en état de santé.

CHAPITRE PREMIER.
Du vin en général.

« Le vin, considéré en général, dit SERVIÈRE,
« doit toute sa bonté à la nature du moût dont
« il est sorti par le moyen de la fermentation.

« L'on exige du vin quatre qualités principales,
« et plus il les possède à un haut degré, plus il
« augmente de prix.

« Ces qualités sont,

« 1.º Beaucoup de matière sucrée;

« 2.º La nature et l'abondance de son arôme
« (goût de terroir ou bouquet, comme on l'ap-
« pelle);

« 3.º La quantité d'alcohol (esprit de vin);

« 4.º Le manque d'aigreur. Tous les vins con-
« tiennent de l'acidité, puisque la fermentation
« elle-même n'est autre chose qu'une acidification,
« ou la combinaison de l'oxigène avec la matière
« première du moût. Plus le vin offre d'arôme et
« de principe spiritueux, plus il est généreux et
« restaurant.

« Les espèces de vin, au contraire, où l'acidité
« prédomine, sont dépourvus de force et n'ont
« rien d'agréable. De tels vins ne doivent point
« être conseillés, ni employés, ou seulement dans
« quelques maladies. »

Bucholz et Bernardi [1] font à ce sujet la
remarque suivante : « La matière sucrée et la
« fécule, disent-ils, étant les seuls principes du
« règne végétal qui supportent la fermentation
« vineuse et spiritueuse, il en résulte naturelle-
« ment que le vin sera d'autant plus spiritueux
« et plus parfait, que le moût dont il provient
« et qui ne contient pas de fécule, sera plus
« doux, ou qu'il renfermera plus de matière su-
« crée.

« C'est ce qui arrive dans les pays chauds, lors
« de la parfaite maturité des raisins, dans une

---

1 Gren, *Handb. der Pharmacolog. Dritte Aufl.*; 2ter *Band*,
p. 318.

« année sèche, sur un sol aride et calcaire,
« et surtout lorsqu'on évite d'y mêler, le moins
« qu'il est possible, la matière extractive des
« grappes, de la peau et des pepins.

« Comme par le temps et le repos il se détache
« encore successivement dans les vins, surtout
« dans ceux qui proviennent de bonnes grappes,
« des parties mucoso-sucrées qui ne sont pas en-
« trées d'abord dans la fermentation, et qu'il se
« dépose encore des parties tartareuses, il en ré-
« sulte la différence entre les vins vieux et les vins
« nouveaux. »

De la différence des couleurs du vin.

L'on distingue les vins d'après leurs couleurs ; il
y en a de blancs et de rouges : ces derniers renferment plus ou moins de matières astringentes ;
mais quelquefois la couleur rouge est produite
par l'art. Les vins doivent leur couleur au jus, à
la peau, aux pepins et aux grappes.

Des effets du vin en général, et de la différence de l'opium et du vin.

L'on a comparé les effets du vin à ceux de
l'opium ; mais nous pensons que cette comparaison
ne doit pas être présentée ni admise généralement.

L'opium agit directement sur les nerfs du tronc
et sur le cerveau, et diminue le mouvement phy-

sique et l'activité habituelle du cerveau et du cervelet : il agit encore plus particulièrement sur l'irritabilité et la contractilité.

Le vin, au contraire, peut être cité comme un remède vivifiant ; il augmente l'activité, et en même temps les fonctions des nerfs du tronc et du bas-ventre ; il agit avec volupté et d'une manière isochrone sur les mouvemens physiques du cervelet et du cerveau : de là vient que le vin réjouit le cœur de l'homme, et remonte le système nerveux quand il est déprimé. Il agit comme par enchantement dans l'apoplexie nerveuse, dans la léthargie et dans les affections tristes de l'ame, et dans toutes les maladies qui dépendent d'une inertie idiopathique du système nerveux. Par conséquent, l'effet du vin est de ranimer, de réveiller et d'exciter, tandis que l'opium étourdit, affaisse et affaiblit. L'opium n'agit avantageusement que dans les cas d'une exaltation du système nerveux, soit en partie, soit en totalité.

C'est pourquoi il produit de si bons effets dans l'insomnie, dans les affections de l'ame avec une imagination trop vive, dans les frénésies qui sont la suite d'une mobilité extraordinaire du cerveau, dans les vomissemens, dans les douleurs violentes qui ne proviennent point d'une inflammation ou d'une pléthore, mais qui sont dues à une disposition morbifique et primitive du système nerveux.

C'est dans ces circonstances que le principe narcotique de l'opium agit avec le plus grand succès, tandis que le vin, administré dans les mêmes circonstances, ne ferait qu'augmenter les symptômes de la maladie et finirait par détruire le principe vital. L'érétisme exige l'opium, et l'état soporeux le vin.

Les maladies qui dépendent de la dégénérescence ou de la décomposition de nos humeurs, demandent l'usage d'un vin blanc aromatique : qu'on se garde bien d'employer l'opium dans ce cas.

Ce remède, au contraire, prudemment administré, trouve sa place dans les évacuations trop copieuses du canal intestinal, jointes à des douleurs violentes dans le bas-ventre, à une contraction des nerfs dans ces organes, dans une exaltation morbifique des sens, surtout de l'organe de l'ouie et de la vue; dans l'insomnie accompagnée d'une inquiétude continuelle, et lorsque le pouls est petit et lent, que les extrémités se refroidissent, que l'appétit manque totalement, que les urines sont limpides, et qu'il y a faiblesse générale dans tout l'organisme. Dans toutes les inflammations brusques et violentes, qui attaquent le système nerveux et le système irritable, l'on ne doit faire usage ni de l'opium ni du vin.

Les inflammations du système de la digestion et

des organes sécrétoires, au contraire, surtout dans la seconde période des maladies, lorsqu'elles menacent de se convertir en gangrène ou en squirre, exigent une application prudente de l'opium, comme la troisième période de l'inflammation du système nerveux exige absolument l'usage des vins généreux du Rhin et de Würzbourg; mais en petites doses, surtout lorsqu'on remarque des symptômes spasmodiques accompagnés de faiblesse, que la pléthore n'est que passagère, et non la suite de l'inflammation, mais une affection morbifique des mouvemens convulsifs des nerfs. D'un autre côté, l'opium, ainsi que le vin, ne peuvent nullement convenir pendant toute la période de l'inflammation du système irritable.

Les effets particuliers du vin dépendent essentiellement aussi de ses parties constituantes, et du rapport dans lequel l'une ou l'autre de ces parties prédomine; c'est pourquoi nous traiterons en particulier des rapports qui ont lieu relativement aux effets des différentes espèces de vins.

Au surplus, les effets du vin dans les maladies dépendent aussi des circonstances suivantes; savoir:

1.° Du pays et de l'âge du vin;

2.° Du tempérament du sujet;

3.° Des rapports des systèmes entre eux dans l'organisme même : car, chez beaucoup de sujets, le système sensible prévaut sur le système irritable et le système digestif;

4.° Des formes que présente la maladie : car c'est d'après ces formes diverses qu'il faut choisir les différentes qualités des vins ;

5.° De l'examen des idiosyncrasies : s'il existe une idiosyncrasie particulière contre le vin, on ne doit pas employer cette liqueur ;

6.° De l'habitude du vin : il y a des personnes qui se sont accoutumées à en boire plusieurs bouteilles par jour.

Ce sont ces différentes circonstances que le médecin doit peser attentivement avant de faire usage du vin.

L'on pourrait aussi classer les différentes espèces de vin suivant leur action sur l'organisme ; savoir :

a) Vins blancs acidulés, agissant plus particulièrement sur l'irritabilité et la sensibilité déprimée de l'organisme ;

b) Vins rouges de France, agissant comme toniques, et comme restaurans du système réproductif et de la sensibilité du système végétatif ;

c) Vins doux généreux, qui agissent bénignement sur la sensibilité et la réproduction affaissée.

CHAPITRE II.

De la nature et des parties constituantes des vins du Rhin en particulier.

Nous allons préalablement exposer nos vues particulières et le résultat de nos propres expériences sur les vins d'Allemagne, en commençant par les vins du Rhin. « Un vin du Rhin vraiment généreux, dit SERVIÈRE, provenant d'une bonne année, d'un excellent cru, et possédant les précieuses qualités qui ne s'acquièrent qu'avec le temps, est une boisson délicieuse pour le connaisseur. »

Quoiqu'il ne soit pas aussi abondant en matière sucrée et en spiritueux que les vins du Midi, il contient plus d'arôme (bouquet, goût de terroir), que l'art ne peut aucunement imiter.

Un pareil vin, qui, même avant d'opérer sur le goût, satisfait déjà le sens plus fin de l'odorat, coûte toujours au-dessus de 5o écus la mesure. Deux points essentiels déterminent le prix des vins du Rhin : l'année et le vignoble. L'on trouve, par exemple, des vins de Hochheim de la même année, mais d'un enclos différent, dont une pièce en moût se vend 3oo florins, tandis qu'une autre en coûtera mille. Il en est de même du vin de Rudesheim, et il existe une grande différence entre ceux du château et du village de Johannisberg. SERVIÈRE divise les vins du Rhin en deux classes.

1.° A la première classe appartiennent ceux du château de Johannisberg, de Rudesheim, de Rothland et de Hinterhausen.

2.° La seconde comprend le Hochheim du Doyenné, le Carmélite, les vins de Marckbrunn, d'Asmannshausen, de Geisenheim, du château de Vollrath, de Glaus, de Schœnborn-au-coin, d'Erbach, de Steinberg, de Haltgartenberg, de Mittelheim, de Schwartzhaus, de Rauenthal, de Rothenberg, du grand Rothenberg près Schierstein. L'on trouve encore de fort bons vins dans les lieux suivans des contrées qu'arrose le Rhin : à Winkel, au village de Johannisberg, à OEstrich, à Hattenheim, à Erbach, à Bodesheim, à Laubenheim, et sur le Scharlachberg près Bingen.

D'après SERVIÈRE, le vin du château de Johannisberg est le plus aromatique de tous les vins du Rhin et le plus concentré; il croit que cela provient de ce que là, plus que dans aucune autre contrée des bords du Rhin, on laisse plus longtemps les raisins attachés à la vigne. Il estime que celui de la montagne de Rudesheim est le plus fort; après celui-ci viennent ceux de Rothland et de Hinterhausen, qui se distinguent par un bouquet agréable. Le Rothenberg près Giesheim, et les vignobles du comte de Schœnborn-au-coin, offrent des vins aussi pleins de corps et aussi généreux que les précédens.

Mais les vins du Rhin les plus agréables et les plus délicieux sont ceux de Marckbrunn, de Hochheim, de Laubenheim, de Bodesheim et de Nierstein.

Bacharach, Kaub, Oberwesel, Boppart, le haut et le bas Lahnstein, produisent les vins rouges du Rhin.

Le vin du Rhin, au reste, surpasse tous les autres vins relativement à sa durée.

De l'usage thérapeutique des vins du Rhin.

Nous supposons que les vins qu'on emploie dans la thérapeutique, soient purs, non falsifiés, et de très-bonnes années ; car, si ces conditions ne sont point remplies, il n'est pas possible d'obtenir des résultats exacts : nos expériences et nos observations demeurent vagues et incertaines.

Comme dans les vins du Rhin l'arôme et l'acide prédominent sur le spiritueux, ces vins ne sont indiqués que dans les maladies où les autres vins, qui ne renferment point les mêmes parties constituantes, ne conviennent point.

Par conséquent ils ne doivent pas être administrés dans les maladies suivantes :

1.° Dans toutes les inflammations aiguës, accompagnées d'un mouvement désordonné du sang, de forte chaleur et d'un pouls plein, où tous les phénomènes indiquent une exaltation des propriétés vitales de l'organisme ;

2.° Dans les affections du poumon, et les inflammations topiques ;

3.° Dans les inflammations du système végétatif, avec altération dans les humeurs, notamment dans les rhumatismes aigus et chroniques, et dans les maladies goutteuses ;

4.° Dans les spasmes symptomatiques qui ne dépendent pas d'une affection primitive du système nerveux, mais qui sont les suites d'une pléthore ou d'un embarras gastrique ;

5.° Dans la faiblesse du système digestif, avec aigreurs et oppression douloureuse à l'épigastre ;

6.° Pendant l'usage des oxides mercuriels il faut également éviter les vins du Rhin, puisqu'il existe une trop forte irritabilité dans l'estomac, par conséquent dans la cardialgie ;

7.° Dans les indurations et squirrosités du système digestif ;

8.° Dans les diarrhées idiopathiques et symptomatiques, dans la lienterie, le flux de ventre, la passion iliaque et la colique ;

9.° Dans les hémorrhagies suites d'une surabondance sanguine, dans le crachement et le vomissement de sang, lorsque le pouls est dur et lent, ou qu'il existe une trop grande irritabilité dans le genre nerveux, avec inquiétudes et anxiétés ;

10.° Dans toutes les maladies du cœur, où la circulation, surtout la petite circulation, est gênée, et où l'on observe une dyspnée avec un pouls plein et une pesanteur dans les membres ;

11.° Dans toutes les affections de poitrine aiguës et chroniques ; car l'acide qui prédomine dans cette sorte de vin, irrite trop fortement l'organe pulmonaire, et s'oppose par conséquent à l'usage du vin du Rhin : dans les inflammations et les suppurations du poumon, dans l'asthme sec, etc.;

12.° Dans l'apoplexie, suite d'une pléthore générale ou particulière, ou résultant d'embarras dans les premières voies ;

13.° Dans les affections calculeuses et l'inflammation des voies urinaires ;

14.° Dans la gonorrhée, les fleurs blanches, etc.

Il ne faut point administrer les vins du Rhin dans la matinée, vu que, dans cette partie du jour, la sensibilité est augmentée. Il vaut mieux en recommander l'usage pendant ou après le dîner ou le souper. Le vin du Rhin agit, au moyen de son arôme et de son acide, sur le système nerveux, et sur l'irritabilité et la végétation de l'organisme ; mais il faut soigneusement exclure de l'usage médical les vins du Rhin trop jeunes ou non assez mûris.

On doit donc employer le vin du Rhin dans toutes les maladies qui tiennent à une faiblesse réelle et dans lesquelles il n'existe point d'acides dans les premières voies.

Il est indiqué :

1.° Dans les fièvres, après que la diathèse inflammatoire est passée et lorsque la faiblesse retarde la convalescence : dans les fièvres qui offrent le caractère du synoque, ou dans le typhus, mais seulement dans la dernière période, lorsque l'art est parvenu à dompter la maladie, et qu'il subsiste encore une grande débilité, surtout dans les facultés intellectuelles; qu'il y a manque de mémoire, vertiges, dureté de l'ouie, faiblesse de la vue, de l'odorat, céphalalgie accompagnée de tremblemens dans les membres, ou qu'il reste une aphonie, et que les malades éprouvent une extrême prostration des forces dans les membres; que le pouls est lent, petit ou tremblant; que l'urine présente une couleur d'un jaune clair, et que les malades se plaignent de frissons passagers, d'insomnie, ou d'un excès de sommeil qui, loin de les restaurer, ne fait que les fatiguer davantage.

C'est dans les circonstances que nous venons d'exposer avec soin, qu'il faut employer la première classe des meilleurs vins du Rhin; mais chez les sujets dont les facultés ne permettent pas d'acheter ces vins, qui sont très-chers, il faut ordonner ceux

de Marckbrunn, Geisenheim, Mittelheim, Rothenberg, et autres semblables.

Il faut avoir soin d'administrer d'abord ces vins
en petites doses et à des intervalles rapprochés,
et d'en augmenter ensuite les doses. C'est sous ce
rapport que VAN-HELMONT recommande déjà les
vins dans les fièvres, lorsqu'il dit :

*Quotquot medice vino in febribus utuntur,
facilius convalescunt , vires conservant, et in
pristinum ocyus restituuntur.*

2.° La première et la seconde qualité des vins
du Rhin sont indiquées dans ces espèces de
fièvres nerveuses que nous appelons fièvres ataxiques (*febres nervosæ stupidæ*), lorsque la période inflammatoire est passée, et qu'il se manifeste
des pétéchies, des écoulemens de sang par le nez
et l'anus; quand la prostration des forces augmente
sensiblement; que le pouls devient petit et fréquent; qu'il paraît des sueurs fétides, accompagnées d'évanouissemens; que l'urine est d'un rouge
brun et se couvre d'une pellicule grasse, ou lors
d'une incontinence d'urine; en un mot, quand les
symptômes font conjecturer que la fièvre nerveuse
est disposée à se convertir en putride.

3.° Dans la fièvre putride (adynamique), où
la vie semble prête à s'éteindre, le vin du Rhin
opère d'une manière doublement bienfaisante :
premièrement, en relevant les forces vitales affais-

sées, et, en second lieu, en prévenant, par son acide et son arôme, la décomposition des humeurs.

C'est dans cette maladie qu'il agit vraiment comme par enchantement, et son usage y est fortement indiqué, non-seulement à l'intérieur, mais encore à l'extérieur. F. Hoffmann fait à ce sujet des réflexion très-judicieuses, lorsqu'il dit : *Et quidem in ebribus malignis vino nil datur excellentius. Malignitas dignoscitur ex motuum et virium defectu, nec non valde depressa sanguinis spirituascentia, ex tardo circulo ejusdem, quæ cuncta dispositionem quandam cruoris ad putredinem designant : igitur in iis morbis restaurare vires, spiritus erigere, circulum sanguinis liberiorem reddere, transpirationem movere expedit, et in eo versatur omnis alexipharmacorum virtus, etc.*

4.° Dans la gangrène humide : dans cette maladie il faut employer les vins du Rhin les plus généreux, conjointement avec d'autres médicamens appropriés, et cela en fortes doses.

5.° Dans l'apoplexie nerveuse, quand elle attaque des sujets faibles, et qui étaient atteints, avant l'accident, de manque de mémoire, de confusion dans les idées, de découragement, de vertige et d'une faiblesse extrême de tout l'organisme, avec un pouls petit, lent et tremblant, froid aux extrémités, balbutiement, etc.

Dans cette dangereuse catastrophe, les vins de Johannisberg, de Rudesheim et de Hinterhausen, sont spécialement indiqués. Il faut en faire prendre une jusqu'à deux cuillerées à soupe par heure ; et, dans le cas où ils ne peuvent être pris par la bouche, il faut les administrer en lavement par demi-tasses, ou par tasses, et en laver la tête et le dos du malade.

6.° Dans toutes les maladies mentales, où il n'y a point de pléthore ni de congestion vers la tête, où l'activité vitale du cerveau et du système nerveux n'est point exaltée, mais dans lesquelles on remarque plutôt un relâchement, une détente et une lenteur dans les oscillations de l'organe cérébral. C'est par cette raison que, d'après les résultats de notre expérience, le vin du Rhin produit de si merveilleux effets dans la mélancolie et la manie tranquille, dans les aliénations mentales causées par de vifs chagrins, par un amour violent et malheureux, surtout s'il y a en même temps inaction dans les autres fonctions de l'économie animale, lorsque le pouls est lent et à peine sensible, qu'il y a défaut d'appétit, et que le sommeil est trop long.

C'est à de pareils sujets qu'il faut administrer les vins du Rhin les plus généreux et aux plus fortes doses, à cause de l'apathie du système nerveux. Que le médecin ne perde pas de vue, dans ces circonstances, les influences atmosphériques, les habitudes du malade, et qu'il n'oublie point les moyens moraux, qui doivent être employés en même temps que les remèdes. L'on peut, dans ces mêmes cas, employer les vins du Rhin de qualité inférieure, pour servir à des aspersions et à des fomentations sur la tête.

7.° Les sujets affaiblis par l'abus des plaisirs de l'amour ou par l'onanisme, qui souffrent de la consomption dorsale, et chez lesquels il y a écoulement involontaire de liqueur séminale, doivent recourir aux vins de Marckbrunn, de Laubenheim, de Hochheim, de Bodenheim et de Nierstein. Mais, en administrant ces vins, il faut observer les conditions suivantes, qui sont de la plus haute importance :

a) Qu'on ne les ordonne jamais le matin, mais seulement à table et après le repas ;

b) Qu'on les fasse prendre en très-petites doses ;

c) Qu'on examine si, après l'usage du vin, le malade éprouve des congestions passagères ou des érections du membre ;

d) Il faut s'informer si le malade a déjà bu de ces sortes de vin, et si l'usage lui en est familier : si cela était, il faudrait lui indiquer une autre sorte de vin du Rhin, ou lui faire boire une excellente qualité de vieux vins de Würzbourg.

Mais, si les malades sont en même temps sujets

à de mauvaises digestions, à des diarrhées passagères, il faut leur défendre les vins du Rhin et de Franconie, et leur ordonner les vins rouges, fins et généreux, de France.

8.° Dans la colique, si elle n'est point de nature inflammatoire, mais si elle tient à une affection des nerfs du bas-ventre et du canal intestinal ; lorsque le pouls est irrégulier, vîte et petit ; que l'urine est pâle, limpide, et qu'elle passe en petite quantité ; que les extrémités sont froides, la face pâle et décomposée, et que les malades sont si faibles qu'à peine ils peuvent quitter le lit pour quelques instans ; qu'ils se plaignent en même temps d'un frisson ; qu'ils sont tourmentés par des obstructions, et que les matières fécales ressemblent à des baies de lauriers.

Dans cette espèce de colique, il faut administrer aux malades opulens, outre les médicamens appropriés, des vins de Johannisberg, de Hochheim, de Bacharach, du haut et bas Lahnstein ; ils ne se trouvent pas moins bien de l'usage des vins de Mittelheim, de Schwartzach, d'Erbach, de Laubenheim, de Bodenheim, etc., qui conviennent également.

9.° Pour combattre les funestes effets de l'opium, de la jusquiame et autres poisons narcotiques végétaux, il faut, après les vomitifs préalables, administrer les vins du Rhin à courts intervalles et à fortes doses. Paul d'Égine, Gravin, Fallope, Monard, Mathiole, Dioscoride, ont déjà forte-ment fait l'éloge de la qualité anti-vénéneuse des vins acidules.

C'est dans de semblables circonstances, surtout, qu'il faut employer les vieux vins de Johannisberg, de Rudesheim, de Rothland et de Hinterhausen, qui, par les principes spiritueux et aromatiques qui leur sont innés, flattent agréablement le sys-tème nerveux, décomposent et anéantissent le principe narcotique du poison dans les autres parties de l'organisme.

L'usage des vins du Rhin encore jeunes n'est point indiqué dans ce cas. Si cependant il était impossible de se procurer du vieux vin du Rhin, l'on ferait usage de ceux de la seconde classe; mais il faut qu'ils aient au moins l'âge de vingt à vingt-cinq ans. Nous-mêmes, nous avons, par le moyen d'un bon et vieux vin du Rhin pris à larges doses, sauvé la vie, il y a quelques années, à un com-mis-négociant qui avait pris une forte dose d'opium pour se donner la mort.

Si l'empoisonnement occasionne de violentes convulsions, et qu'on ne puisse administrer ces vins par la bouche, l'on ordonnera d'heure en heure un lavement de vieux vin du Rhin, et l'on se servira du même vin pour frictionner le bas-ventre, la tête et les extrémités. Outre les vomitifs et le café, les vieux vins du Rhin sont les antidotes les plus sûrs et les plus prompts, notamment contre l'empoisonnement par l'opium.

10.° Dans le scorbut. C'est dans cette affection asthénique des systèmes musculaire et lymphatique, où l'on ne peut méconnaître la décomposition du sang, qu'aucune espèce de vin ne produit de si bons effets que ceux du Rhin.

Dans ce genre de maladie, le principe spiritueux, autant que le principe aromatique et l'acide, agissent fort avantageusement sur l'organisme, et nous serions tenté d'affirmer que les vins généreux du Rhin, cueillis en de bonnes années, agissent spécifiquement dans ces cas. L'on peut, en conséquence, employer pour les riches les vins de la première, et pour les pauvres, ceux de la seconde classe.

Dans ces circonstances il faut ordonner ces vins à grands intervalles, mais non en trop petites doses. Nous en faisions boire au malade, toutes les trois ou quatre heures, un demi-gobelet, et même un gobelet entier.

11.° Dans les hydropisies. Les seuls vins du Rhin sont indiqués pour ces maladies du système lymphatique,

a) Lorsqu'on n'y remarque aucune diathèse inflammatoire ;

b) Lorsqu'il y a prostration des forces ;

c) Lorsque l'hydropisie n'est point la suite d'indurations ou d'autres vices organiques, mais que sa cause primitive provient plutôt d'une suppression de la transpiration cutanée.

Nous trouvâmes, d'après nos propres observations, ces vins plus énergiques dans les hydropisies symptomatiques que dans les idiopathiques : par exemple, dans les hydropisies qui s'étaient formées après des fièvres scarlatines, des éruptions cutanées ou des refroidissemens; enfin, chez des sujets qui, avant leur maladie, étaient accoutumés à l'usage des boissons fortes et spiritueuses. Dans ces circonstances l'on peut boire à table deux ou trois verres de vin du Rhin pur, ou, comme le prescrivent RICHTER, STOERCK, P. FRANCK et d'autres, les mêler avec le quinquina, les martiaux, le sénéga, l'origanum ou l'absinthe. Ce vin agit d'une manière plus précise et plus prompte dans l'hydropisie de poitrine que dans l'anasarque.

Nous traiterons plus amplement des effets du vin dans l'anasarque, à l'article *des vins rouges;* cependant, nous ne pouvons différer de remarquer, à l'occasion de l'usage diététique des vins, qu'il ne faut jamais mettre de retard à administrer les remèdes thérapeutiques indiqués, et qu'il faut souvent, dans le cours de la journée, frictionner avec une flanelle bien chaude toute la périphérie du malade, proportionnément à l'intensité de la maladie, tant pour relever les propriétés vitales de la peau, que pour augmenter les bons effets du vin.

12.° Dans les vomissemens spasmodiques et nerveux, où les nerfs de l'estomac paraissent être particulièrement affectés lors de la digestion, quand les vomissemens sont devenus habituels, sans qu'ils tiennent à un vice organique ou à une inflammation dans les organes digestifs ; c'est alors qu'il faut exclusivement s'en tenir aux vins du Rhin, pris à petites doses, mais à courts intervalles, ou mêlés de sucre et d'eau de Seltz.

CHAPITRE III.

De la nature et des propriétés des vins du Palatinat, de la Franconie et de la Moselle.

Les vins du Palatinat ont le plus d'analogie avec ceux du Rhin. Les meilleures qualités sont ceux des crus de Roth, Neustadt près de la Hart, Ettinghofen et Forster : ils sont plus faibles et se conservent moins que ceux du Rhin, mais sont aussi plus tôt potables. Les vins de Franconie n'ont pas un bouquet aussi agréable, et ils sont moins spiritueux que ceux du Rhin ; mais ils sont plus riches en matière sucrée, et offrent moins d'acide :

ils possèdent d'ailleurs l'avantage d'être potables dès la seconde et la troisième année, s'ils proviennent d'une bonne récolte. Il y a des vins de Franconie très-agréables et très-estimés, tels que les vins de Stein, ceux de Leisten, de Wertheim et de Würzbourg ; on trouve aussi de très-bons vins, et à bon marché, à Randesacker, Eibelstadt, Röthelsee, Simerach, Eschendorf.

« De tous les vins d'Allemagne, ceux de Fran-
« conie, dit SERVIÈRE, sont le moins chargés
« d'acide. Les vins de la Moselle ont un agréable
« bouquet et sont rafraîchissans. »

Dans les environs de la Moselle, près Engers, Gauch et Rheinau, Liedersdorf et Langendorf, croissent les vins rouges connus sous le nom de *Bleichert*, qui sont très-recherchés à Cologne et dans les environs en remontant le Rhin : mais on s'en procure difficilement par la voie du commerce dans des contrées éloignées, à cause de leur petite quantité, qui suffit à peine à la consommation des contrées environnantes ; c'est pourquoi nous n'employons dans la pratique que les vins rouges de France.

Usage thérapeutique des vins du Palatinat,
de la Franconie et de la Moselle.

Les vins vieux de la Franconie, en vertu du sucre, de l'arôme et du spiritueux, qui y prédominent sur l'acide, agissent avantageusement sur les fonctions de la digestion.

C'est un motif pour nous de les préférer, dans plusieurs maladies, aux vins du Rhin. Ils sont surtout indiqués dans celles où la digestion ne se fait pas, et où la sensibilité de l'estomac paraît être affectée. Dans toutes les maladies où les vins du Rhin sont contre-indiqués et ne doivent point être administrés, l'on ne doit pas non plus ordonner ceux de la Franconie et de la Moselle.

Les vins de la Franconie sont particulièrement indiqués,

1.° Dans le rhumatisme récent et sans fièvre, lorsque le malade souffre d'une douleur violente et ambulante, qui a plutôt son siége entre la peau que dans les muscles. Elle attaque le plus souvent les extrémités, les omoplates, le cou, les muscles pectoraux, quelquefois même ceux de la face. Souvent la douleur se manifeste originairement à quelque partie du bas-ventre, descend le long du cordon spermatique dans les testicules; ces parties deviennent tantôt rouges, brûlantes et enflées; tantôt ces symptômes n'ont pas lieu; quelquefois les parties sont singulièrement froides au toucher, mais toujours extrêmement sensibles : le pouls est petit et lent, ou fréquent et petit; l'urine est d'un jaune pâle, limpide comme de l'eau : les malades sont tristes, très-susceptibles de se mettre en

colère ; l'appétit manque ; ils sont tantôt constipés, tantôt atteints de la diarrhée ; mais il n'y a
point de fièvre.

C'est dans ces circonstances qu'il convient, indépendamment des médicamens appropriés, de
faire usage d'un vin généreux de Franconie ou
du Palatinat, et que nous recommandons préférablement ceux de Roth, de Neustadt près de la
Hart, d'Ettinghofen et de Forster.

Il faut cependant bien se garder de boire de ces
vins le matin ; mais il ne faut s'en servir qu'à table
et après le dîner, vers quatre ou cinq heures. Nous
ne recommandons le vin de Stein que dans le cas
où la faiblesse est très-grande, et si le sujet souffre
depuis long-temps de cette maladie ; si le rhumatisme s'est jeté sur un organe principal, et que
les fonctions de la peau soient troublées ; si elle
est sèche et rude au toucher ; si les malades sont
d'un âge fort avancé ; si, enfin, les fonctions di-
gestives et assimilatrices sont surtout attaquées.

2.° Dans la dysenterie, surtout dans la dysenterie putride ou nerveuse, particulièrement dans
les cas où le célèbre STOLL recommande l'usage
interne de l'arnica : c'est ici que les vins de Leisten
et de Stein sont spécialement indiqués. La quantité de vin doit être proportionnée aux individus et
au degré de la maladie. Mais c'est à la sagacité du
médecin qu'il appartient de juger ces cas.

Chez les malades indigens il faudra remplacer les vins de Leisten et de Stein par ceux de la Moselle ou du Palatinat de bonnes années.

Dans les autres espèces de dysenteries, où la diathèse inflammatoire n'existe pas, ou lorsqu'elle est déjà passée, on peut aussi, au lieu de ces vins, employer ceux de Bourgogne, notamment dans la convalescence, où les organes digestifs sont encore très-affaiblis, où il y a défaut d'appétit, maux d'estomac, et parfois la diarrhée.

3.° Dans la fièvre lente hectique.

Lorsqu'il s'agissait de cette maladie, si souvent mortelle, aucun vin n'a si bien rempli nos intentions que les vieux vins de Stein et de Leisten. Dans le cas d'un grand amaigrissement, nous en faisions prendre tous les jours plusieurs verres, en y mêlant un jaune d'œuf et un peu de noix muscade.

Ces vins sont particulièrement indiqués dans la fièvre hectique primitive ou essentielle, ou lorsqu'elle s'est formée après de fortes évacuations, comme, par exemple, après un allaitement trop prolongé, après des pertes séminales trop fréquentes, après des hémorrhagies continues, des diarrhées, des gonorrhées, des fleurs blanches, des saignemens de nez abondans et habituels, etc.; principalement quand la période inflammatoire est passée, et qu'il ne reste plus que la faiblesse;

ou, enfin, lorsque la fièvre hectique est symptomatique, et qu'elle s'est formée par métastase à la suite de dartres, ou d'une gale mal soignée, ou après une teigne ou des croûtes de lait trop promptement guéries;

Si, avec cela, les forces sont diminuées, si la peau est sèche et affaissée ; si l'urine coule abondamment, si elle est claire et limpide comme de l'eau, ou d'un brun-rougeâtre, lisérée de bleu ou couverte de points graisseux ; si le pouls est tantôt lent, tantôt fréquent, et si, enfin, il s'y joint une salivation débilitante.

4.° Dans la goutte sereine, tant idiopathique que symptomatique. Dans la goutte sereine idiopathique il faut ordonner les vins généreux de la Franconie, lorsque l'affection primitive tient à une faiblesse générale du système nerveux, ou à une faiblesse particulière des nerfs optiques ou des nerfs ciliaires, et qu'elle n'est point une suite de l'embarras gastrique ou d'une surabondance de sang. Dans la goutte sereine symptomatique, surtout lorsqu'elle paraît après des éruptions cutanées rentrées, l'usage des vins de Leisten et de Stein, joint à d'autres remèdes convenables, est absolument nécessaire : mais, si la goutte sereine s'est formée à la suite de la goutte cérébrale ou d'autres rhumatismes longs et violens, si les organes de la digestion sont en même temps affec-

tés, les vins purs de Bourgogne sont les plus re=
commandables, ainsi que nous l'ont prouvé de
nombreuses observations. Il est vrai que Schmu-
cker préconise beaucoup les vins du Rhin contre la goutte sereine; il fit même piler 60 à 100
cloportes dans ce vin, pour en faire prendre au
malade, à jeun, le suc exprimé, soit pur, soit
dans un bouillon de veau frais et non salé.

Quant à nous, nous pensons devoir conseiller
plutôt, au lieu de vin du Rhin et de cloportes,
des vins de Stein ou de Leisten, avec du sel de
tartre. Pour la classe indigente on peut, au lieu
des vins vieux de la Franconie, qui sont fort chers,
employer ceux de la Moselle ou du Palatinat.

Nous avions coutume de faire prendre au malade, pendant le repas, un ou deux gobelets de
vin de Stein ou de Leisten, et un verre dans le
courant de l'après-midi, vers quatre ou cinq heures.
Si cependant, avant son indisposition, le malade
était accoutumé à boire du vin, nous augmentions
la dose d'un verre.

CHAPITRE IV.

De la nature et des propriétés des vins d'Autriche et de Hongrie.

L'Autriche fournit une grande quantité de vins;
mais ces vins sont, suivant Servière et notre

propre observation, peu fournis en spiritueux et
en matière sucrée : il leur faut beaucoup de temps
pour mûrir, et ils renferment beaucoup d'acide.
Ce vin croît en telle abondance aux environs du
monastère de Neubourg, non loin de Vienne, que
l'on a coutume de dire que ce couvent a un ro-
binet toujours coulant, ou qu'il possède assez de
vin pour n'en pas manquer, quand même toute
l'année il ne cesserait de s'en écouler par un ro-
binet toujours ouvert.

A Wippach dans la Carniole croît un vin auquel
on donne le nom de *faiseur d'enfans*. Les vins
d'Autriche possèdent si peu de spiritueux et de
matière sucrée, que nous ne conseillons nullement leur emploi dans la médecine : c'est pourquoi nous n'en dirons pas davantage.

Mais le beau et riche pays de la Hongrie offre
d'excellentes sortes de vin, qui sont indispensables
sous le rapport thérapeutique. Je n'en citerai que
ceux de Tokai ; mais nous en parlerons plus amplement dans le chapitre des vins doux. SERVIÈRE
a bu en Hongrie d'excellens vins blancs à très-bon
marché ; mais ils ne supportent pas le transport :
il croit cependant qu'on pourrait parvenir à les
transporter sans risque par le simple procédé de
la concentration par le froid. « Ce sont les vins
« rouges, dit l'auteur classique précité, que l'on
« transporte en plus grande quantité de la Hongrie

« en Allemagne, où ils pénètrent jusqu'à Ratis-
« bonne, et dans les pays de Bayreuth, d'Anspach
« et contrées circonvoisines. Leur force est égale
« à celle des vins de Bourgogne de la moyenne
« classe; mais ils sont pauvres en matière sucrée :
« leur bouquet n'est point agréable, et ils sont
« chargés de beaucoup d'acide; il leur faut aussi
« beaucoup plus de temps pour mûrir sur la lie. »

Les vins d'Œdenbourg, de Rust et de Kaschau
sont aigre-doux, et paraissent d'un goût extraordinaire à ceux qui n'y sont point accoutumés;
mais ils s'améliorent en vieillissant. Servière en
but, à Breslau, qui avait cinquante ans de vétusté :
il le trouva lourd et fort; mais son bouquet, fort
estimé en Silésie et dans une partie de la Pologne,
ne lui convint pas.

*Usage thérapeutique des vins de Hongrie;
quelques observations à ce sujet.*

Ces vins flattent plus ou moins agréablement
les organes de la digestion; mais nous nous op-
posons fort à ce que l'on emploie dans la pratique les vins rouges de Bude, qui ne peuvent
nullement être comparés aux vins rouges tempé-
rés de France : ils sont pauvres en matière sucrée
et contiennent beaucoup d'acide. Ces considérations
nous défendent de les employer dans les maladies,

parce que leur administration est dangereuse, et que l'on ne peut en déduire des résultats positifs.

Nous croyons donc ne pouvoir recommander, en général, les vins de Bude qu'aux personnes faibles, qui souffrent de maux d'estomac, et sont exemptes de goutte ; tandis que les bons vins aigre-doux d'OEdenbourg et de Kaschau peuvent être bus, comme vins de table, par les personnes débiles et qui ont le système nerveux affaibli.

L'expérience nous a d'ailleurs démontré que les femmes hystériques et faibles, qui ont fait beaucoup de fausses couches, ainsi que les personnes hypocondriaques, se trouvent parfaitement bien de l'usage de ces vins.

Ces vins, étant toujours fort spiritueux, sans renfermer cependant autant d'acide que les vins du Rhin et de la Franconie, ont produit de très-bons effets chez les personnes affligées d'obstructions habituelles et dont les occupations exigeaient une grande contention d'esprit, qui affaiblit l'organe central du système nerveux et, par ses consensus, les autres systèmes de l'organisme.

Dans le vertige nerveux, nous en faisions prendre, avec le plus grand succès, de trois à six verres par jour au malade, auquel nous ordonnions en outre de se frictionner, deux ou trois fois par jour, la tête avec une infusion de moutarde préparée avec ces mêmes vins.

Néanmoins, tout en administrant ces vins, il ne faut point perdre de vue la prudente règle de JULES-CÉSAR CLAUDIUS, qui dit si bien : *Porro vina quæcunque medicata paranda sunt ex vino convenienti. Tale autem fuerit, quod e generosa vite, uvis bene maturis et non vitiatis expressum, et præterea suave est, non austerum, quo facilius penetret. Quod si suave haberi non potest, austeritas ejus corrigenda est cum passulis majoribus et minoribus, dactylis et coriandris præparatis, qui ad ventriculi robur addendi sunt.*

CHAPITRE V.

De la nature et des propriétés des vins de France, et de ceux de Bourgogne en particulier.

« Nul pays, dit l'ingénieux SERVIÈRE, n'offre
« des dispositions aussi bien entendues pour pro-
« duire, conserver et expédier les vins, que la
« France. C'est de là que l'Europe et l'Amérique
« tirent la majeure partie de leurs vins : nulle
« part on ne les voit réunir la qualité avec la
« quantité à un aussi haut degré que dans ce
« bon pays. On les expédie de la Guyenne
« jusqu'au Rhin, par conséquent, à 300 lieues

« (surtout à Mayence, où se trouve cependant
« le dépôt des vins du Rhin) ; et non-seule-
« ment ils soutiennent la concurrence avec ceux-
« ci, mais ils se vendent souvent encore plus
« cher.

« De tous les vins de table les plus généreux,
« le Bourgogne occupe, à juste titre, le premier
« rang ; et la plupart des médecins le considèrent
« aussi comme le plus salubre. D'après les expé-
« riences de CHAPTAL, c'est celui qui renferme le
« moins d'acide.

« Le Bourgogne d'une bonne année et d'un
« bon cru est surtout riche en matière sucrée,
« et à une dose suffisante d'alcohol il réunit
« le goût si délicat qui plaît tant aux connais-
« seurs, et que les Français nomment *bouquet*
« *de Bourgogne* ; nous serions tentés d'ajouter :
« *la veritable odeur de la violette.* Il est
« déjà très-bon dès la deuxième année, et les
« meilleures qualités se perfectionnent jusque dans
« la quatrième année ; mais ensuite elles baissent.
« L'on ne peut disconvenir que les vins de Bour-
« gogne de qualité inférieure ne soient légers et ne
« deviennent quelquefois acidules, surtout étant
« mêlés avec les vins légers et inférieurs de
« Champagne.

« Les vins de Bourgogne de première qualité
« sont les seuls recherchés par les Allemands, et

« ces vins ne sont pas à bon marché ; mais ils se
« conservent, quand ils sont traités convenable-
« ment, pendant plusieurs années. Il ne serait pas
« prudent d'en faire une provision qui durât trop
« long-temps ; il vaut mieux n'en faire qu'une
« moindre, et la renouveler quand elle tire à
« sa fin. L'on ne saurait assez recommander à
« ceux qui veulent être bien servis, de s'adresser
« directement à une maison solide et connue, et
« de ne pas se laisser séduire à donner des com-
« mandes au premier venu. »

Pour conserver long-temps les vins de Bourgogne, SERVIÈRE conseille de les déposer en bouteilles et sur du sable dans une cave profonde, où ni les variations de l'atmosphère ni même l'influence de la lumière ne se fassent ressentir ; car les premières qualités mêmes de ces vins sont toujours très-délicates : il est même des pays où elles ne se conservent par aucun moyen.

Le Clos-de-Vougeot est un vignoble fermé par des murs, et qui appartenait jadis à une célèbre abbaye de Bernardins : c'est là qu'on cultive, avec des soins infinis, un vin qui, sans contredit, est entre tous les vins de Bourgogne le premier en bonté ; après celui-ci vient le Romanée, puis le Chambertin. L'on compte encore, comme appartenant à la première classe, ceux de Volnay, de Beaune, de Chassagne, de Nuits et de Mersault.

A la seconde classe appartiennent les vins d'Auray, de Montelie et de Mercurey, des environs de Châlons : on range dans la troisième classe les vins de Torny, de Chinois en Maconnais, les vins blancs de Pouilly, Suisse et Côte de Chinon, en Châlonnais.

Le vin blanc de Bourgogne le plus renommé est celui de Mersault, qui se vend jusqu'à 1200 francs la feuillette ; le Montrachet en est une variété, et ne coûte que la moitié de ce prix. Les places de Nuits et de Beaune sont les principales d'où l'on tire les vins de Bourgogne.

Remarquons ici que les meilleurs vins d'Auxerre passent pour les plus forts et les plus exquis de la basse Bourgogne ; ils sont hauts en couleur, vifs et d'un goût piquant. Irency fournit des vins qui ne sont guères moins bons. L'on compare le climat de ces lieux avec celui de Nuits dans la haute Bourgogne : ils produisent, en effet, des vins approchant de ce dernier, et qui se conservent pendant quatre ou cinq ans, si on sait les soigner convenablement, après qu'ils ont été tirés en bouteilles. Les vins rouges de Coulanges et de Tonnerre sont plus clairs, plus légers, et ont un goû agréable de terroir. On les range dans la mêm classe que ceux de Beaune, de Volnay et d Pomars. L'on peut conserver ces derniers trois quatre ans, en leur donnant beaucoup de soins.

Avalon produit un vin rouge substantiel et fort vineux. Il supporte mieux le transport que les autres vins de Bourgogne précités, quoiqu'il ne soit pas aussi compacte que ceux-ci. A Joigny on cultive un assez bon vin rouge ; mais il n'est pas à comparer aux précédens.

Le vin de Chablis est blanc, clair, léger, et a un délicieux goût de terroir : on l'estime à l'égal du vin de Mersault ; certains gourmets le préfèrent même au Champagne. Les vins d'Auxerre, d'Irency, de Coulanges et de Chablis possèdent la qualité particulière de n'avoir aucun goût de terroir ; de là vient qu'on les nomme *vins francs*. Enfin, les vins de la haute Bourgogne, dont nous avons parlé en général, possèdent les qualités suivantes :

1.º Le vin de Beaune est léger, clair et agréable ; il offre l'odeur de la violette, et présente en outre une couleur d'un très-beau rouge. Il alterne avec celui de Volnay, suivant les années, de sorte que tantôt l'un, tantôt l'autre passe pour le premier vin de la haute Bourgogne.

2.º L'on peut ranger le vin de Volnay dans la même catégorie que le précédent ; cependant on en distingue plusieurs espèces. Pour bien le conserver, il faut le soutirer souvent.

3.º Vin de Pomars : il est léger et d'un goût fort agréable.

4.º Vin de Nuits : sa couleur est d'un rouge

foncé; il est spiritueux, d'un bon goût, et se conserve fort long-temps en bouteilles.

5.° Chambertin rouge et blanc. L'on assure qu'on l'emploie souvent à falsifier les autres vins de Bourgogne.

6.° Le Clos-de-Vougeot. Ce vin est lourd, et a quelque chose de terreux dans le goût; c'est pourquoi il est indispensable de le soutirer plusieurs fois avant de le boire.

7.° Les vins de Moraché et de Chassagne se vendent souvent pour des vins de Beaune : leur goût est excellent.

8.° Le vin de Mersault est blanc et d'un goût piquant. Quand il a été soutiré souvent, il devient extrêmement clair et fort agréable; il est difficile alors de le distinguer du Champagne.

Déjà le célèbre FRÉD. HOFFMANN fait une mention très-distinguée des vins de Bourgogne, ainsi que d'autres vins de France; il s'explique en ces termes dans une dissertation sur ce sujet :*

Accedimus jam ad Galliæ vina, quorum præstantia et nobilitas nemini nostris temporibus obscura esse potest. Omnium autem nobilissimum habetur le vin de Champagne, *quod etiam in pretio magno habent magnates, ipseque rex eo utitur. Laudem meretur, quod*

---

* *Dissertatio physico-medica, etc.*

gratum sit stomacho, capiti et nervis, citoque per urinam transeat. Colore rubellum est, delicati saporis, propter acidi subtilis et spirituosi temperatam mixturam.

Huic secunda sunt Burgundiaca, ex quibus optimum Belnense (Beaunaise), *generosum, coloris oculi perdicis* (de couleur d'œil de perdrix), *saporis grati, minus vaporosum, et melius tolerat aquam,* quam le vin de Champagne... Puis il continue : *In Burdegalensi districtu optimum habetur Gravianum* (vin de Grave, Claretwein) ; *dicitur* vin de Grave, *quia solum est valde arenosum :* grave *enim Gasconibus est arena. Saporis est austeriusculi; caput et mentem minus percellit, nec non stomachi et intestinorum totum egregie roborat.*

Æstimantur similiter in Gallia Aurelianensiu, quorum alba dantur et rubra; sunt vina generosa, ventriculo proficua, sed caput ferire solent.

Le Bourgogne généreux agit, par l'abondance de sa matière sucrée, et par son principe spiritueux proportionné, avec beaucoup d'énergie sur la sensibilité des organes digestifs, et change en même temps la dégénérescence des humeurs et du sang, si toutefois le vin est véritable, non falsifié et de bonnes années. Son action s'étend même sur tout l'organisme, qu'il fortifie. Nous sommes tentés de croire que le médecin ne peut absolument se

passer des vins de Bourgogne dans certaines maladies. Charles de Bourgogne le nommoit la boisson des héros, et Frédéric le Grand le préférait
à tous les autres vins de France. Nous avons fait
usage du vin de Bourgogne avec le plus heureux
succès dans les maladies suivantes :

1.° Dans les affections goutteuses, et particulièrement dans celles qui n'étaient point accompagnées d'inflammation, où le pouls était petit, où
le malade se plaignait plutôt de froid que de chaleur, où la digestion était troublée, et quand il s'y
joignait la paralysie des membres; lorsqu'il s'éta-
blissait une transpiration excessive sans diminution des douleurs; lorsque le malade se plaignait
de manque d'appétit, d'une oppression dans l'estomac, ou qu'il survenait des diarrhées passagères;
lorsque l'urine offrait un dépôt crayeux, ou qu'elle
avait une couleur d'un jaune de citron avec l'odeur
du soufre; lorsque la prostration des forces augmentait journellement, et que la goutte était de-
venue chronique; lorsque les fonctions de l'ame
ébranlaient le cœur, et que l'abattement, l'anxiété,
la perte de la mémoire et l'idée de la mort assié-
geaient les malades; lorsque, enfin, le système nerveux était d'une irritabilité telle que le pas le plus
léger, fait dans la chambre, arrachait au malade un
cri plaintif.

Dans ces circonstances le vin de Bourgogne est

indiqué, tant dans le rhumatisme fixe, que dans le rhumatisme vague, surtout si la fièvre n'est pas violente ; mais, dans tous les cas, il faut que le traitement indiqué, tant interne qu'externe, soit modifié suivant le caractère individuel de la maladie, et combiné avec un régime raisonnable.

Dans la goutte des pieds et des mains, lorsque ces maladies portent le caractère de la faiblesse, que la diathèse inflammatoire est passée, et que les crises ne peuvent se développer à cause de la faiblesse générale, ou lorsque la goutte des pieds s'est portée par métastase sur le canal intestinal, sur le cerveau ou sur les voies urinaires.

Dans la convalescence de la goutte, on peut souvent se dispenser d'administrer des médicamens : il suffit alors de faire prendre au malade, à dîner et à souper, plusieurs verres de Bourgogne.

Dans la goutte de la tête, surtout si elle est idiopathique, et si les fonctions de la digestion sont secondairement affectées, l'on ne saurait donner au malade une meilleure panacée que des vins de Bourgogne naturels et fins, principalement si les personnes sont faibles ou cachectiques, et il n'existe point d'inflammation ; lorsque le pouls est petit et fréquent, ou lent et ondulent, et que la peau est sèche.

Nous avons observé un accès de goutte cérébrale avec aphonie, et nous avons remarqué que le vin de Bourgogne faisait des prodiges. Dans la goutte cérébrale symptomatique, il ne réussit que lorsque l'art est parvenu à rappeler la maladie primitive de l'organisme, en laissant subsister une faiblesse locale de la tête et du cerveau.

Dans l'amaurose secondaire, lorsque la goutte cérébrale se rejetait sur les nerfs optiques, sur la rétine ou sur les nerfs ciliaires, et qu'elle produisait la cécité, nous avons vu le vin de Bourgogne, joint à d'autres médicamens convenables, produire des effets surprenans. Mais il faut non-seulement que les malades boivent ce vin pendant la maladie même, ils doivent en continuer l'usage pendant la convalescence, et encore six mois après. Il est important de remarquer que, pendant l'usage de ce vin, les malades doivent strictement s'abstenir de boire de la bière ou de l'eau-de-vie. Nous faisions boire à ces malades, pendant le dîner, deux, trois ou quatre gobelets de ce vin, et à souper, un ou deux. Entre les repas, pour se désaltérer, nous leur recommandions une forte infusion de thym mêlée avec un peu de Bourgogne. Dans ces maladies, les vins de Volnay, de Beaune, de Chassagne et de Nuits, sont très à recommander, ainsi que le Chambertin rouge, le vin de Pomars et celui de Moraché.

Nous ne conseillons à aucun malade le Bourgogne blanc de Mersault; le Chambertin blanc,

au contraire, convient aux goutteux qui ne souffrent point de la digestion, et chez lesquels les
accès de goutte sont quelquefois accompagnés
d'hémorrhoïdes.

2.° Dans les fièvres intermittentes malignes
(ataxiques), lorsque le système est vivement
ébranlé, et dans la convalescence des fièvres putrides, lorsqu'il survient une diarrhée affaiblis-
sante; surtout encore dans les fièvres gastriques,
notamment :

Dans la fièvre bilieuse ;

Dans la fièvre pituiteuse, avec prostration des
forces et sécrétion accompagnée de glaires : dans
ces circonstances il faut allier les meilleurs vins de
Bourgogne aux remèdes indiqués ;

Dans la fièvre vermineuse, pour réveiller la
sensibilité du canal intestinal, et pour exciter l'action de l'estomac et des intestins.

Les vins de Bourgogne conviennent encore,

3.° Dans toutes les maladies des voies diges-
tives, lorsqu'elles n'offrent point le caractère de
l'inflammation, et que les saburres gastriques ont
été évacuées par des vomitifs, etc.

Il faut compter parmi ces maladies :

Une trop grande irritabilité de l'estomac, comme,
par exemple, la cardialgie ; les squirrosités : ces
cas exigent beaucoup de précaution, et des doses
petites, mais souvent réitérées.

Les nausées et les vomissemens idiopathiques.

La diarrhée, lorsqu'elle dépend d'une grande faiblesse dans le canal intestinal, soit à la suite de la dysenterie, soit après avoir pris des poisons. En pareilles circonstances nous ordonnons les vins de Bourgogne les plus généreux, purs, ou avec un mélange de jaune d'œuf et de muscade ; nous prescrivons aussi la boisson appelée en Allemagne *Bischoff*, qui est composée d'oranges non mûres, avec d'excellent Bourgogne : mais il ne faut point mêler *l'essence de Bischoff* au Bourgogne.

La lienterie et le flux de ventre. On peut employer ici le Bourgogne et le *Bischoff* avec beaucoup de succès.

Dans la convalescence des maladies vermineuses, après avoir préalablement expulsé les vers.

Dans cette période nous administrons souvent le vin de Bourgogne rouge, et à larges doses, pour fortifier le canal intestinal et pour écarter la disposition aux maladies vermineuses.

Le vin de Bourgogne est particulièrement utile,

4.° Dans les maladies scrofuleuses, surtout pendant la seconde et la troisième période. On pourra faire boire aux adultes, depuis une demi-bouteille jusqu'à une bouteille entière de la seconde classe; les enfans en prendront de trois à six cuillerées à café par jour, proportionnément à leur âge et à l'intensité de la maladie.

5.º Dans toutes les maladies vénériennes, surtout quand elles ont déjà duré quelque temps
et que les malades sont très-affaiblis, ainsi que
pendant l'usage des oxides mercuriels, lorsque les
organes digestifs se trouvent dans un état d'atonie.
Dans toutes ces circonstantes nul vin n'est si bien
indiqué que le Bourgogne; il agit en augmentant l'action du mercure et en la déterminant vers la peau.

Cependant, dans cette maladie, il ne faut l'administrer qu'avec modération, et jamais au-delà
d'une demi-bouteille par jour. Son usage est aussi
très-avantageux dans la gonorrhée invétérée, avec
ulcère dans le canal de l'urètre, et lorsque les malades sont extraordinairement affaiblis.

6.º Dans les empoisonnemens mercuriels et les
maladies causées par le mercure, où la masse des
humeurs est souvent totalement altérée; quand
il se forme des tumeurs et des éruptions d'une
espèce particulière, ou qu'il s'y joint des exostoses
douloureuses qui se convertissent fréquemment en
une inflammation érysipélateuse, l'usage du vin
de Bourgogne est le souverain remède, indépendamment de l'acide phosphorique, du quinquina
et du soufre, combinés avec le musc et les écorces
d'orange, ainsi que des bains de houblon, de soufre
et de bois de genièvre. Nous ne craignons pas même
d'assurer, d'après nos observations multipliées, que,
sans l'usage modéré du vin de Bourgogne et des

remèdes que nous venons de citer, l'on ne peut espérer la guérison complète de ces sortes de maladies.

Pendant la durée des maladies mercurielles, nous faisions prendre journellement au malade depuis une demi-bouteille de Bourgogne jusqu'à une bouteille entière, et il s'en trouvait parfaitement bien.

Il est d'ailleurs indispensable de déterminer et d'ordonner les doses du vin selon les cas individuels, et le plus ou moins d'habitude que l'on a d'en boire. C'est dans ce genre de maladie que le vin de Romanée, le Chambertin, le Volnay, le Chassagne, celui de Beaune et de Nuits, sont particulièrement indiqués. On pourra, chez des malades indigens, y suppléer par les vins d'Auray, de Montelie, de Mercurey, des environs de Châlons, de Torny, etc.

7.º Dans les maladies de la vessie, chez les vieillards, lorsqu'il y avait induration et incontinence d'urine, et que les malades étaient très-affaiblis, nous avons vu d'excellens effets des vins de Bourgogne fins. Ces mêmes vins opéraient admirablement, lorsque les malades ne pouvaient supporter aucun autre vin, et que l'usage d'autres vins rouges leur faisait éprouver des douleurs en urinant; ils adoucissaient les douleurs, et faisaient beaucoup de bien aux malades.

8.º Dans les fleurs blanches chroniques, que leur siége soit dans le vagin ou dans l'utérus; qu'elles soient symptomatiques ou idiopathiques, vénériennes ou non. Lorsque la première époque de l'inflammation est passée, il faut nécessairement prescrire l'usage du vin de Bourgogne, conjointement avec les remèdes indiqués. Il réveille l'action du système lymphatique, corrige les altérations de la lymphe, et fortifie l'organisme affaibli. C'est dans ces circonstances que les vins de Bourgogne de première et deuxième classe sont particulièrement indiqués. Ce n'est cependant qu'avec prudence qu'il faut administrer les vins de Bourgogne dans les maladies du système lymphatique, parce que le système sensible est toujours plus ou moins affecté.

Que le malade n'en boive donc, à dîner, qu'un, deux ou, tout au plus, trois gobelets, et que sa boisson ordinaire consiste en salep mélangé de Bourgogne et d'eau.

9.º Dans l'hydrothorax, surtout lorsque la maladie attaque des vieillards, ou qu'elle se forme à la suite de la goutte chronique; si le pouls est régulier, mais petit, et si la figure du malade, loin d'être colorée, est pâle, cachectique et bouffie; si, avec cela, les yeux sont ternes, et que le médecin remarque une pâleur particulière aux lèvres et au nez; si, en outre, les premiers symptômes d'inflammation sont passés, et que la dyspnée et les accès de suffocation ne soient pas trop violens, et que les symptômes prouvent au médecin que la maladie n'est pas produite par un vice organique ou par une maladie du cœur. Il faut consulter, à cet égard, les ouvrages classiques de MAZY, de SENAC, de P. FRANK, de KREYSIG, de RICHTER, de TESTA et du baron CORVISART.

Les vins de Bourgogne fins opèrent d'excellens effets, lorsqu'il n'y a point de vice organique dans les poumons ou dans le cœur ; d'après notre expérience, ce sont les seuls vins rouges que ces malades puissent supporter, et le plus souvent, joints aux remèdes indiqués, ils ramènent les forces et la santé.

Les vins de Bourgogne sont indiqués tant dans l'hydrothorax que dans l'hydropisie du péricarde, dans celle des poumons et du médiastin ; car ils fortifient le système lymphatique, ils aident la digestion, ils relèvent les forces vitales déprimées, et ils favorisent l'action des autres remèdes tant internes qu'externes : mais il faut les administrer avec précaution et en augmentant par degrés le s doses.

Le malade ne devra boire ce vin qu'à dîner, jamais le matin ni le soir. Les doses seront proportionnées aux circonstances et à la situation particulière du sujet. Si, par exemple, le malade est accoutumé au vin, et s'il en buvait un peu copieusement dans l'état de santé, la nécessité exige de lui en faire prendre une suffisante quantité pendant la maladie : que l'on ordonne, par conséquent, au malade qui en a l'habitude, dès le commencement, deux ou trois verres de vin à dîner, et que tous les huit jours on augmente d'un verre, jusqu'à ce qu'il soit arrivé à cinq ; qu'on le laisse alors quelque temps à ce nombre, puis l'on diminuera ou l'on augmentera la quantité, d'après l'exigence des cas. Si, au contraire, le malade n'est point accoutumé à l'usage du vin, qu'on ne lui en permette d'abord qu'un seul verre, et successivement on pourra aller jusqu'à quatre : mais il faut toujours que le médecin consulte la disposition du malade, et observe s'il n'y a point une idiosyncrasie opposée au vin ; en ce cas, il faut aussitôt en cesser l'usage.

Ni le Bourgogne, ni aucun autre vin rouge ne peut être permis dans l'hydrothorax, lorsqu'il y a obstructions dans le bas-ventre, ou constipation. Dans ces circonstances il est convenable d'administrer les Bourgognes blancs fins, ou de vieux vins du Rhin.

10.° Dans l'hydrocéphale interne, dans l'hydropisie des ventricules du cerveau, il faut employer les vins fins de Bourgogne de première classe ; mais jamais il ne faut se hasarder à prescrire du vin dans la première période, ou dans la période de l'inflammation de cette maladie.

Le Bourgogne, prudemment administré, n'est indiqué que dans la seconde et dans la troisième période, quand le pouls devient petit et que les forces diminuent ; s'il se manifeste chez l'enfant de l'insensibilité avec propension au sommeil; lorsque l'œil perd sa sensibilité pour la lumière, que la pupille se dilate extraordinairement, ou qu'elle semble paralysée, que les yeux paraissent plus ou moins saillans, et sont à moitié couverts par la paupière supérieure; si la diarrhée vient à s'y joindre; lorsque les vomissemens cessent; que la figure est pâle et enfoncée; que l'urine est claire et limpide, et que le pouls commence à battre irrégulièrement, ou qu'il bat régulièrement cinquante ou soixante fois par minute. Dans ces circonstances il ne faut commencer que par une demi-cuillerée à thé; l'on répétera cette dose trois fois par jour, et l'on continuera progressivement jusqu'à la valeur d'une cuillerée entière, que l'on administrera trois ou quatre fois par jour conjointement avec les autres médicamens.

ODIER recommande aussi fortement le vin dans l'hydrocéphale interne. *

11.° Dans les aphtes, excepté dans ceux des

---

* Mém. de la société de méd. de Paris, 1779.

nouveau-nés. Dans ces derniers il est sévèrement interdit de recourir à l'usage interne du vin. Quelquefois, cependant, nous avons essayé avec succès, dans la troisième période des aphtes, lorsqu'ils étaient opiniâtres, de les toucher avec le vin de Bourgogne deux ou trois fois par jour. Mais, pour les aphtes des adultes, quand ils se joignent aux fièvres nerveuses, ou qu'ils se montrent comme symptômes de fièvres putrides avec tendance à la décomposition des humeurs; quand ils s'associent à des fièvres opiniâtres intestinales, pituiteuses ou putrides, à des dysenteries et des diarrhées chroniques, à l'atrophie et aux scrofules, le premier de tous les remèdes est le vin de Bourgogne, indépendamment des autres moyens indiqués; et souvent nous avons sauvé, par le seul usage des vins fins de Bourgogne, des malades prêts à descendre dans la tombe.

Que le malade en boive de deux à cinq gobelets, tant à dîner qu'à souper. Pour l'emploi extérieur, nous faisions dissoudre du cachou dans du vin de Bourgogne, dont le malade se rinçait quatre à cinq fois la bouche, et dont il se frottait la langue. Mais ce remède n'est point praticable pour les aphtes qui se manifestent, quelques semaines ou quelques jours avant la mort, chez les pulmoniques et les personnes attaquées de la phthisie purulente. Dans ces circonstances il excite de

grandes douleurs dans le gosier et dans l'œso-
phage, et augmente la chaleur brûlante qu'éprouve
l'infortuné malade.

Nous ne pouvons, en général, nous dispenser
de remarquer que c'est particulièrement lorsque
les aphtes annonçaient un haut degré de décomposition dans les humeurs ; qu'ils commençaient à
devenir pâles, brunâtres ou noirs, et qu'ils indi-
quaient une grande prostration des forces, que
le vin de Bourgogne produisait les résultats les
plus satisfaisans.

Il convient d'administrer alors les vins de Bourgogne les plus généreux, de première et seconde
classe. On les donnera plusieurs fois par jour,
d'abord en petite quantité, par exemple, un demi-
gobelet toutes les deux ou trois heures ; l'on ira
progressivement jusqu'à un verre : mais il faut avoir
soin de combiner un régime convenable, une
extrême propreté, avec les remèdes indiqués.

12.° Dans la chlorose, connue aussi sous le
nom de *fièvre érotique*, surtout lorsque l'irritabilité est diminuée ; que le sang et la lymphe sont
altérés ; que les fonctions intellectuelles sont parfois troublées, et qu'il existe une faiblesse dans les
organes de la digestion, avec un appétit désordonné et des envies singulières, comme de man-
ger de la terre, des charbons, des écorces, etc.

Nul remède, après les ferrugineux, ne convient

si bien dans cette maladie que les vins rouges de Bourgogne, surtout lorsqu'elle est causée par une mauvaise nourriture, par l'onanisme ou par la tribaderie : bien entendu qu'il faut que les malades renoncent à ces vices pour que les vins puissent produire leur effet ; car, sans cette condition, la maladie est incurable. Mais, si elles quittent le libertinage pour se ranger sous les lois de la pudeur, l'usage du vin de Bourgogne, combiné avec les martiaux, le quinquina, les aromates et le quassia, indépendamment d'une diète convenable et de l'exercice en plein air, ne saurait manquer son but, pourvu que la maladie n'ait pas duré trop long-temps, et qu'il n'existe point de vice organique dans le foie, la rate ou les poumons.

Nous ordonnons le vin de Bourgogne tantôt pur, tantôt avec de la limaille de fer enveloppée dans un petit sachet de toile, qu'on tient pendant huit jours suspendu dans une bouteille de vin de Bourgogne bien rebouchée, et dont nous faisons ensuite boire deux à trois verres par jour à la malade. Il est très-prudent de ne donner originairement le vin à ces malades que par petites doses, parce qu'il arrive quelquefois qu'il existe chez elles une si grande irritabilité du genre nerveux, que la plupart ne peuvent dans le commencement supporter que la moitié, même

le quart seulement d'un gobelet de vin de Bourgogne. On peut employer dans cette maladie
les vins que Servière range dans la seconde
et la troisième classe, tels que ceux d'Auray, de
Montelie et de Mercurey, de la contrée de Châlons,
le vin de Torny, de Chenay, du Maconnais, et
autres semblables.

· 13.° Dans les hémorrhagies. Dans ces maladies
nous avons toujours employé avec beaucoup de succès les vins de Bourgogne généreux, joints à d'autres
remèdes convenables, et nous les avons préférés à
tous les autres vins rouges de France, parce que
ces derniers sont trop lourds et trop stimulans,
même administrés à petites doses; ils agissent avec
trop de violence sur le système sanguin, ce qui
peut avoir des suites fâcheuses.

Cependant l'usage du vin rouge de Bourgogne,
dans cette maladie, exige, de la part du médecin, une grande sagacité du jugement, et
un certain tact qu'on n'acquiert que par la pratique.

Les vins de Bourgogne ne sont indiqués qu'aux
conditions suivantes :

a) Lorsque l'action du système sanguin n'est
point augmentée, et qu'il n'y a point de pléthore;

b) Quand les malades n'ont point d'idiosyncrasie opposée au vin ;

c) Quand la maladie est le résultat de la faiblesse du système artériel, ou de tout le système irritable ;

d) Quand elle s'est formée par suite de causes débilitantes qui ont affaibli la totalité de l'organisme, et particulièrement le système sanguin, comme après de longues maladies, après de nombreuses couches (dans ce cas nous avons non-seulement employé le vin de Bourgogne intérieurement, mais encore extérieurement, sous forme d'injections dans l'utérus); enfin, après des évacuations excessives de la salive, après des dysenteries, etc.

e) Quand le système nerveux est fortement attaqué et affaibli, après l'usage des poisons narcotiques, qui avaient produit en même temps une altération du sang dans le système vasculaire;

f) Lorsque les hémorrhagies paraissent après l'usage d'alimens indigestes;

g) Lorsqu'elles arrivent après des travaux corporels trop fatigans;

h) Lorsqu'elles sont produites par anastomose ou par diapédèse, et que le pouls est petit, fréquent ou ondulent; lorsque les malades sont très-affaiblis par la perte du sang, qu'ils sont sujets à des évanouissemens; en un mot, si le flux de sang n'est point actif, et n'est point la suite de l'habitude des saignées.

i) Les vins de Bourgogne ont particulièrement

une grande efficacité dans la convalescence, après les hémorrhagies; lorsqu'il existe une grande faiblesse, avec pâleur du visage et des lèvres, défaut d'appétit; que les convalescens se plaignent d'une sensation désagréable de froid, sans pouvoir se réchauffer.

Nous saisissons cette occasion pour prévenir tous les hommes de l'art contre l'usage des vins de France, et notamment de ceux de Bourgogne, dans l'hémoptysie ou dans le crachement de sang.

L'expérience nous a démontré que les personnes atteintes de cette maladie ne pouvaient supporter ces vins, ni pendant la maladie, ni même pendant la convalescence. Nous les avons essayés tant dans l'hémoptysie idiopathique que dans la symptomatique, et il en est toujours résulté de fâcheux effets.

Les vins de Bourgogne de seconde et de troisième classe sont principalement indiqués dans les hémorrhagies sus-alléguées; mais toutefois leur application ne doit se faire qu'avec prudence. Il faut commencer par de très-petites doses, et les augmenter par la suite; mais il faut toujours observer les symptômes qui surviennent, et discontinuer l'usage du vin du moment où se présentent des congestions, des inquiétudes, des anxiétés, avec un pouls plein et dur.

Lors d'une forte irritation du système nerveux, accompagnée de faiblesse de la voix et d'évanouissemens, il ne faut administrer le vin de Bourgogne qu'à la dose d'une demi-cuillerée, ou d'une cuillerée entière, seulement toutes les deux ou trois heures : qu'on se garde bien de le prescrire au malade à jeûn ou dans la matinée ; et s'il produit la constipation, il faut en cesser l'usage aussitôt.

CHAPITRE VI.

Des vins de Champagne.

« La province de Champagne, dit SERVIÈRE,
« produit non-seulement le fameux vin blanc
« mousseux et celui qu'on appelle œil-de-perdrix,
« si renommés en Allemagne ; mais elle fournit
« encore d'assez bons vins rouges de table.

« A la première classe appartiennent ceux de
« Vergenay, de Taizy, de Bouzy, de Mailly et de
« Verzier ;

« A la seconde classe, ceux d'Épernay, de
« Chagny, de Villers, d'Allerad, de Montbret, etc.

« Les vins de Champagne blancs les plus ex-
« quis, viennent d'Ay, de Hautvillers, Pierry,
« Avenay et Sillery.

« Les vins de Hautvillers et de Sillery, s'ils
« sont de la meilleure qualité, sont extrêmement
« recherchés et fort chers : la grande feuillette
« de ces vins coûte de 750 à 800 francs. »

A ces renseignemens l'on peut encore joindre ceux que nous fournit un autre auteur sur lés espèces suivantes de vins de Champagne.*

a) Le vin de Marne, qui est cultivé dans les environs de Châlons, sur les rives de la Marne. Il passe pour le meilleur; il est blanc, spiritueux, rempli de feu, et mousse très-bien lorsqu'on le verse.

b) Le vin du Rethelois. Les bords de l'Aisne sont sa patrie : il est d'une couleur plus pâle que le précédent, et ne réussit bien que dans les années sèches; mais il ne se conserve pas long-temps.

c) Le vin d'Yonne se recueille sur les rives de la rivière de ce nom. On prétend que cette contrée est la première où Jules-César planta des vignes, tirées d'Italie. Cette partie de la Champagne produit aussi des vins rouges, mais de couleur pâle, et ayant le goût du terroir.

d) Le vin de Langres ou de Bassigny. C'est un vin blanc, clair, léger, piquant et sentant le terroir : on le compte parmi les vins médiocres, et il ne se conserve point après le transport.

Le vin de Champagne mousseux possède, comme le remarque SERVIÈRE, un bouquet particulier;

---

* *Der beym Einkauf in- und ausländischer Weine klüglich verfahrende Handelsmann und Hauswirth. Leipzig, bey C. G. Hilscher, 1766.*

il est fort agréable et richement pourvu de matière sucrée et de gaz acide carbonique, mais pauvre en matière extractive, qui forme essentiellement la lie du vin. SERVIÈRE conseille de ne point faire une trop grande provision en vins de Champagne, mais d'en acheter peu à la fois, et des meilleures qualités, parce que celles-ci ne sont pas autant disposées à se gâter.

Outre les vins de Champagne mousseux, il y en a aussi de non mousseux : ces derniers, quoique les meilleurs de tous, ne sont point recherchés en Allemagne.

Les vins rosés, dits œil-de-perdrix, sont aussi délicieux.

Usage thérapeutique des vins de Champagne.

Au moyen de sa matière sucrée et de son gaz acide carbonique, le vin de Champagne produit un excellent effet sur la digestion : bu mousseux, il décompose les acidités dans les premières voies, il rend le ton à ces organes, et ramène le calme et la gaîté chez les malades tristes et hypocondres. Nous l'employons utilement dans les maladies suivantes :

1.º Dans les vomissemens idiopathiques dépendant d'une affection nerveuse de l'estomac ou du canal intestinal, lorsqu'ils ne proviennent point de squirrosités à l'orifice de l'estomac ou dans l'estomac même, et qu'il n'y a point de signes inflammatoires; si en même temps le pouls est petit, variable ou intermittent; si les malades se plaignent d'un mauvais goût dans la bouche; si l'urine est limpide et terne ; quand la peau est sèche, sans transpiration, et qu'il n'y a que la tête du malade qui soit inondée de sueur par les effets du vomissement; quand les extrémités inférieures sont froides au toucher, et qu'enfin l'irritabilité est à un tel point que l'estomac rejette tous les médicamens, en quelque petites doses qu'ils soient administrés.

Dans cette catastrophe si importante nous donnions, toutes les demi-heures ou toutes les heures, un quart ou la moitié d'un verre du meilleur Champagne, en augmentant progressivement de deux en deux heures, jusqu'à concurrence d'un verre entier. Que l'on se garde bien, cependant, de brusquer la progression des doses; il faut s'en tenir les deux ou trois premiers jours, à la première dose, jusqu'à ce que la trop grande irritabilité de l'estomac soit diminuée, et que les vomissemens ne soient plus aussi fréquens. Outre ce procédé nous faisions mêler la teinture de cannelle et de girofle avec le vin de Champagne, pour en imprégner un morceau de flanelle, que nous faisions appliquer sur la scrobicule du cœur, en recommandant de le renouveler quatre ou cinq fois par jour. C'est par ce moyen simple que nous sommes souvent parvenus à écarter les vomissemens spasmodiques les plus opiniâtres.

2.º Dans les vomissemens symptomatiques des femmes enceintes, lorsqu'ils deviennent affoiblissans et continus, et que l'avortement est à craindre, l'usage intérieur et extérieur du Champagne nous a été d'un grand secours.

3.º Dans les affections calculeuses des reins, lorsque les malades ne sont pas pléthoriques, et qu'il n'existe point de diathèse inflammatoire. Souvent même, dans les douleurs du calcul de la vessie, nous obtînmes, après l'usage du Champagne, une diminution des douleurs, et des urines plus copieuses. Mais dans ces maladies il faut l'administrer à fortes doses : l'on peut commencer par un verre à la fois, que l'on répète quatre à cinq fois par jour, et l'on peut aller jusqu'à trois verres par dose.

4.º Dans les affections goutteuses chroniques, compliquées de maux d'estomac, comme, par exemple, dans la goutte des pieds, ou le podagra, avec de fréquens rapports, aigreurs dans l'estomac, ou vomissemens habituels, ou lorsqu'elles alternaient avec les affections calculeuses, nous avons employé le Champagne avec beaucoup de succès.

Je fus convaincu de l'efficacité du vin de Champagne dans cette maladie, en traitant un gentilhomme âgé de cinquante ans, qui, tous les trois ans, était attaqué alternativement, ou de la goutte, ou du calcul des reins. Je lui défendis la bière et toute espèce de vin, et je lui fis prendre pour boisson habituelle une décoction concentrée d'*uva ursi* ; mais à dîner je lui fis boire trois verres de Champagne, et un à souper, lui recommandant en même temps de faire, les jours beaux et sereins, une promenade d'une heure avant son repas et deux heures après. Après avoir suivi cette méthode pendant trois mois, je lui fis boire, au lieu de Champagne, du Bourgogne de première classe, et continuer en même temps l'usage de la décoction d'*uva ursi*. Au moyen de ce traitement le malade fut délivré tant de la goutte que du calcul, et il jouit maintenant d'une bonne santé.

Il faut, en traitant ces maladies, faire usage des meilleures qualités de vin de Champagne, et l'on sera encore plus sûr du succès, si l'on peut employer celui qui est connu sous le nom d'œil-de-perdrix.

CHAPITRE VII.

Des vins de Bordeaux.

Ces vins sont très-spiritueux et riches en matière sucrée; leur bouquet est extrêmement distingué, et ils sont d'une durée telle qu'ils s'améliorent dans les circonstances même où la plupart des autres vins se gâtent. C'est ainsi qu'en parle Servière, et il ajoute : « Chimiquement considérées,
« les parties constituantes de ces vins sont si inti-
« mement liées par la nature de leur fermentation,
« qu'ils ont même besoin de l'aide de la chaleur et
« du mouvement pour achever leur développe-
« ment, et pour donner au vin le degré de per-
« fection dont il est susceptible. Ils possèdent
« l'avantage, si rare dans les produits méridionaux,
« de s'améliorer par l'âge et le séjour dans les
« caves.

« Il y aussi d'excellens vins blancs de Bordeaux,
« qui sont très-propres à servir de vins de table;
« ils sont riches en spiritueux, en sucre et en
« arome, et dépourvus d'acide. Les vins de Grave,
« par exemple, ceux de Côtes, première qualité,
« de Sainte-Croix, de Bergerac, de Loupiac et plu-
« sieurs autres, sont tellement faciles à conserver
« qu'on peut même les transvaser; et quand ils
« sont bien soignés dans les caves, l'âge ne fait
« que les améliorer.

« Les vins rouges, au contraire, atteignent leur
« plus haut degré de perfection entre la troisième
« et la cinquième année; puis ils commencent à
« perdre de leur qualité, et même les meilleurs
« deviennent durs, rances et amers. Ils sont,
« en général, beaucoup plus difficiles à traiter et
« à conserver que les blancs.

« Le vin blanc de France qu'on vend dans les
« ports d'Allemagne, est composé, à en juger par
« son prix et sa qualité, de ces sortes de vins
« qu'on mélange quelquefois avec des vins légers
« de Bayonne, et qu'on renforce avec les vins es-
« pagnols de Barcelonne et autres, ou avec du
« Picardau (vin de Languedoc). »

Les vins de Bordeaux les plus renommés sont
les suivans ;

Rouges :	*Blancs :*
Château-Margaux;	Entre deux mers,
Médoc, 1.re, 2.e et 3.e qualité;	Langoirans et Cadillac,
Haut-Brion,	Loupiac et S.^{e}-Croix,
S. Julien-Médoc,	Hats et Laudiras,
Mont-Ferrand,	Fargues et Pujols,
Côtes,	Poudensac et Ciron,
Libourne,	Barsac et Graves,
Gaillac,	Castillon et S. Joy,
Caliors, diverses espèces.	Bergerac.
Grand Constant.	

Parmi ces dénominations il y en a qui sont communes aux vignobles de toutes les contrées. De même que l'on a coutume de désigner sous le nom général de vins du Rhin toutes les différentes espèces de ces vins, de même on donne le nom de Médoc aux différens vins de ces contrées. Dans ces vins tout dépend de l'âge et de la qualité : ainsi il y en a, comme, par exemple, ceux de la Fite et de Château-Margaux, qui, selon Servière, se vendent sur la place à raison de 1800 francs la pièce, tandis que d'autres sortes, plus légères, de Médoc, ne coûtent que 120, 180 à 200 francs tout au plus.

La même chose a lieu à l'égard des vins de Grave : l'année et le vignoble font également une différence remarquable dans les prix. Nous ne pouvons cependant nous dispenser de remarquer que les vins rouges de Blay et de Houg se vendent souvent pour vins de Médoc ; mais ils sont faibles : ils se conservent, à la vérité, mais ils possèdent peu de matière sucrée et d'alcohol.

Servière dit, en parlant des vins de Languedoc : « Si l'on cherche un vin qui soit spiritueux, d'un « goût distingué, stomachique et économique à la « fois, qu'on choisisse ceux du Languedoc. »

Il est peu de pays où les vins soient aussi spiritueux, et cependant à aussi bon marché, que dans le Languedoc. M. Chaptal a trouvé que, dans de bonnes années, l'on pouvoit retirer de trois parties de vin une d'eau-de-vie à 5o degrés : telle est la marque de l'eau-de-vie de France ordinaire, qui contient 5o parties d'eau et 5o parties d'esprit pur.

Ce sont précisément les vins de Languedoc de moindre qualité qui renferment le plus de spiritueux, et que l'on emploie pour la fabrication de l'eau-de-vie, à cause de leur quantité et de leurs bas prix. Il n'y a que les vins délicats, vulgairement dits *vins pour la bouche,* qui soient un objet de commerce. L'on remarque particulièrement au nombre de ces derniers ceux du Rhône, tels que le Tavel, le Château-neuf, le Chuselan, et autres. En général, les vins du Rhône ont une telle analogie entre eux, que le plus grand connaisseur ne peut les distinguer ; aussi les mêle-t-on souvent.

On trouve encore d'autres vins excellens dans cette province, tels que celui de S. Gille, vin extrêmement fort et lourd ; de S. Christol, S. George, Langlade, et plusieurs autres.

Malgré le feu des vins du Languedoc, ils n'en ont pas moins un défaut, dont cependant l'art parvient à les affranchir : ils sont surchargés de matière colorante, de tartre et d'un gluten épais ; et comme ils ne sont pas estimés, à cause de leur bas prix, on néglige dans le pays les soins nécessaires pour les bonifier.

On les expédie, le plus communément, après qu'ils ont été soutirés pour la première fois, et après quelques mois de repos seulement. Les longs voyages qu'on leur fait faire alors, et le mouvement continuel, unissent leurs principes d'une manière si intime que la séparation n'en peut plus avoir lieu ; c'est ce qui fait contracter à ces vins les défauts suivans :

1.° Ils s'aigrissent facilement lorsqu'ils déposent.

2.° Ils ont toujours un goût acerbe, qui, selon toutes les expériences que l'on a faites à cet égard, résulte de la présence des principes ci-dessus mentionnés.

3.° La matière sucrée et le goût délicat du terroir n'ont pas le temps suffisant pour se développer par une fermentation lente ; mais ils sont presque toujours absorbés par le principe acerbe qui y prédomine.

Néanmoins si, dans le pays même, ces vins sont tout de suite déposés dans de grands tonneaux, qu'un soutirage fréquent et une fermentation lente les débarrassent des principes qui leur sont nuisibles, et qu'on ne les expédie que quand ils ont atteint l'âge d'un an et qu'ils sont parfaitement épurés, ils paraissent sous une toute autre forme; et quoiqu'ils n'atteignent jamais la bonté des vins fins de Bordeaux, ils surpassent infiniment en qualité les vins inférieurs de Médoc, et sont bien moins chers.

« Le vin de Bordeaux, continue Servière,
« peut être considéré,

« 1.° Relativement à sa force, comme une es-
« pèce de médicament, surtout parce qu'il est sto-
« machique, et qu'il agit comme digestif, après
« l'usage de la bière et d'alimens indigestes.

« 2.° Il est plus économique; car l'on ne peut
« pas en boire autant que d'autres, attendu qu'il
« porte de suite son effet à la tête.

« 3.° Il supporte parfaitement le mélange de
« l'eau, et il a un goût très-agréable étant ainsi
« tempéré. Enfin,

« 4.° Tiré en bouteilles, il s'améliore bien vîte,

« Un vin de cette qualité, qui n'a que deux ou
« trois ans, est déjà aussi fin qu'un vin du Rhin
« de vingt-cinq ans; il est délicieux pour en faire
« du *Bischoff*, et, relativement à son prix, il
« mérite la préférence sur tous les autres vins.

« L'on tire, depuis long-temps, les Roussillons
« du Languedoc. Ces vins sont extrêmement forts
« et lourds; et celui qui aime ces deux qualités,
« les rencontre à un très-haut degré dans ces vins:
« on peut s'en servir pour vins de déjeuner. *

« Bayonne nous offre aussi différens vins blancs,

---

* Je ne puis, sous ce rapport, donner mon assentiment à
l'opinion de Servière, parce qu'ils sont trop capiteux et qu'ils
attaquent trop fortement le système sanguin.

Note de l'Auteur.

« comme, par exemple, ceux de basse et haute
« Chalonne, de bas et haut Thusau, de Bian et
« de Juramon, que l'on expédie dans le Nord, et
« que l'on mêle aussi fréquemment avec les vins
« de Bordeaux.

« Le Dauphiné possède aussi quelques vins
« renommés, parmi lesquels celui dit de l'Hermi-
« tage est le meilleur. C'est un vin rouge et lourd,
« que les Français appellent le médecin de la
« cave. Il y a aussi de l'Hermitage blanc, mais qui
« est loin de jouir d'une aussi haute réputation.

« Les vins de Côte-rôtie et de Cornas appar-
« tiennent aux qualités les plus exquises et les
« plus chères.

« En général, les provinces de France nous
« fournissent une foule de vins, tels que ceux
« d'Orléans, de Nantes, de la Rochelle et de Blois,
« dont je ne ferai point mention, parce qu'ils ne
« jouent pas un rôle distingué dans le commerce. »

Usage thérapeutique des vins rouges de Bordeaux.

Remarquons préalablement qu'il nous est impossible de déterminer avec précision les effets
de tous les vins de France, puisque les observations des médecins en général, ainsi que la nôtre
en particulier, sont insuffisantes à cet égard, et

qu'outre cela notre travail sur les effets des vins deviendrait trop long, et nous laisserait trop peu de temps et d'espace pour parler des autres vins, tels que ceux de Hongrie et d'Espagne.

Nous nous bornerons en conséquence aux vins de France les plus importans, et surtout à ceux que nous avons eu occasion d'employer dans la pratique.

Les vins rouges, notamment ceux de Château-Margaux et de Médoc, première et seconde qualité, agissent comme toniques sur les organes digestifs, d'où leur effet se propage sur le cerveau et le système vasculaire. Pris à doses modérées, leur effet est analogue à celui des vins de Bourgogne ; néanmoins il est plus rapide, et produit une plus grande exaltation dans le système sanguin : car, à quantité égale, les vins de Bordeaux renferment bien plus de principe spiritueux que ceux de Bourgogne. Lorsqu'on les boit avec modération, tout le corps se sent pénétré d'une chaleur douce et agréable ; ils agissent sur les facultés de l'ame : la tristesse et la mélancolie cèdent à la bonne humeur et à la gaieté, et les hypocondriaques oublient leurs maux. Ces vins sont indiqués dans les mêmes maladies que les vins fins et généreux de Bourgogne.

Il n'y a contre-indication que pour les cas suivans :

a) Lorsque les malades sont constipés ;

b) Chez les personnes d'un teint brun-noir, et dont les fibres sont trop roides, comme par exemple les atrabilaires ;

c) Dans les inflammations de toute espèce, notamment dans les inflammations actives ;

d) Chez les sujets dont le foie est attaqué, ou chez les pulmoniques.

Les vins de Château-Margaux, les Médocs fins et le Haut-Brion, conviennent mieux à des malades accoutumés à une vie sédentaire, parce qu'ils ne sont pas aussi lourds que ceux de S. Julien, de Mont-Ferrand, de Roussillon et autres. Mais nous conseillerons plutôt les vins de Libourne et les Roussillons aux malades accoutumés à vivre en plein air, comme les chasseurs, les fermiers, etc.

Les vins de Château-Margaux et de Côtes sont particulièrement indiqués dans les maladies qui tiennent à une digestion languissante, à un état d'atonie des organes digestifs. Mais l'expérience nous a suffisamment démontré que tous ces vins rouges opèrent bien plus promptement et plus favorablement sur l'organisme, quand les malades peuvent se donner du mouvement en plein air, que ce mouvement soit actif ou passif.

Les vins favorisent alors la transpiration cutanée ; les sécrétions et les excrétions, en général, se faisant avec une plus grande activité, rejettent plusieurs miasmes morbifiques, qui entretiendraient la maladie. Nous avons d'ailleurs remarqué que, dans les maladies goutteuses, les vins rouges purs et généreux de France convenaient beaucoup mieux que les blancs.

J'en ai fait l'expérience sur moi - même : la goutte que j'ai héritée de mon père, me prescrivait de boire à table, en petite quantité, les vins les plus généreux de France et de Würzbourg; mais il s'en fallut de beaucoup qu'ils me fissent autant de bien que les vins de Bourgogne et de Bordeaux. Depuis que je me suis habitué à l'usage de ces derniers, je suis moins souvent affecté de la goutte, et je ne souffre plus autant de maux d'estomac, qui sont presque toujours alliés avec la goutte.

Observons néanmoins que les personnes attaquées de maladies goutteuses, qui font usage à table des vins rouges de France, doivent absolument renoncer à la bière, et la remplacer, pour se désaltérer, par de l'eau sucrée, ou par de l'eau légèrement colorée de vin rouge; car le vin et la bière sont incompatibles dans cette circonstance, et agissent d'une manière fâcheuse chez ces sortes de malades.

Les vins rouges généreux de France sont indiqués dans les cas suivans :

1.º Dans la chlorose. Les indications dont nous

avons parlé à l'article *des vins de Bourgogne,* n.° 12, trouvent ici leur place ; l'on peut également administrer, mais avec prudence, les vins de Château-Margaux, ceux de Cahors, de Grand-Constant, de Côtes, et autres qui ne soient pas trop lourds.

2.° Lors de la suppression des lochies, lorsqu'elles cessent de couler par suite de la faiblesse de l'utérus ou de tout l'organisme, et qu'il n'y a pas d'inflammation à l'utérus.

3.° Dans la suppression des menstrues, qui est accompagnée du dérangement de la santé du sujet ; lorsqu'on ressent, à des époques déterminées, un mal-aise suivi d'anxiétés, de maux de tête, de vertiges ; lorsque les malades se plaignent de pesanteur dans les membres, notamment dans les lombes et les cuisses ; qu'elles se trouvent extrémement faibles, qu'elles souffrent de la digestion, que leur pouls est petit et variable ; lorsque les malades ont l'air cachectique ou d'un jaune pâle ; lorsque les seins se tuméfient et deviennent douloureux, que le bas-ventre est gonflé et dur au toucher ; qu'en outre les malades se plaignent de douleurs vers l'anus ou les parties sexuelles, et qu'il s'y joint un écoulement glaireux ou les fleurs blanches ; lorsqu'à chaque retour périodique les symptômes augmentent, sans que les règles paraissent.

Si aucun obstacle mécanique ne s'oppose à l'apparition des règles, comme, par exemple, des adhérences dans le vagin, à l'orifice de la matrice, à l'hymen, aux grandes lèvres, ou le défaut de matrice, des polypes, etc.

Lorsqu'il existe une atonie générale, un défaut d'irritabilité et de réaction dans le système musculaire; lorsque les règles ne sont point retardées par la pléthore ou par des obstructions opiniâtres; enfin, lorsque le médecin n'est pas appelé trop tard pour cette maladie, et qu'il n'existe pas de vice organique, dans le poumon ou le foie, qui s'oppose à la guérison.

Dans ces circonstances, et outre l'usage des autres remèdes convenables, les vins rouges de France sont véritablement indiqués; et nous avons trouvé beaucoup plus convenable de faire préparer le vin chalybé avec du Médoç, première et seconde qualité, ou avec du vin de Côtes ou de Cahors, au lieu de vin du Rhin, comme on le recommande ordinairement; celui-ci étant sujet à se convertir en vinaigre, puisqu'il faut le laisser en digestion pendant vingt-quatre heures sur un feu doux avec la limaille de fer et les aromates. Mais, lorsque le malade ne pouvait supporter cette boisson, à cause du fer qu'elle renferme, nous ordonnions, outre les autres médicamens usités en pareil cas, le Château-Margaux, dont nous faisions boire au malade un ou deux verres pendant le dîner, autant à quatre heures après midi, en recommandant beaucoup aux malades de ne négliger aucune occasion de se promener en plein air par les temps beaux et sereins. Ces procédés amenèrent le plus souvent de très-favorables résultats.

L'on peut en outre, dans cette maladie, faire usage des vins de Haut-Brion, de S. Julien, de Médoc, de Libourne et de Grand-Constant, qui sont également indiqués dans les circonstances dont nous avons parlé. Chez des malades moins fortunés l'on peut employer les vins de Tavel, de Châteauneuf, de Chasselon, etc., qui sont à meilleur marché, pourvu qu'ils soient purs, non falsifiés et de bonnes années.

Les vins fins de Roussillon nous ont souvent aussi rendu d'importans services dans ce genre de maladie ; mais il faut les administrer avec beaucoup de prudence. Il est indispensable que les malades aient le ventre libre pendant qu'ils en font usage, et qu'ils se promènent en plein air avant le dîner et quatre heures après l'avoir pris : sans ces précautions ils peuvent occasioner des congestions vers la tête, la dyspnée, et même des crachemens de sang.

4.º Dans la suppression des règles, lorsque cette indisposition s'est formée à la suite de causes affaiblissantes, tant physiques que morales, et qu'elle porte le caractère d'une asthénie de l'utérus ou de tout l'organisme; surtout encore, lorsqu'elle s'est manifestée après de longs chagrins et des peines d'esprit, ou par suite d'une mauvaise nourriture, d'une frayeur, de l'onanisme ou de la tribadomie, les vins rouges, sagement employés, deviennent d'excellens curatifs et rappellent les règles : mais il est entendu qu'il faut préalablement éloigner les causes qui ont donné lieu à la maladie.

5.° Lorsque les règles sont trop abondantes ou qu'elles reviennent trop fréquemment; quand les vaisseaux de l'utérus sont affaiblis et dilatés, et que l'utérus est lui-même affaibli et distendu, ou, comme le dit HOFFMANN, « si les règles sont trop « abondantes, qu'elles produisent de la faiblesse, « et qu'il en résulte un désordre dans d'autres « fonctions, comme, par exemple, nausées, em- « barras gastrique, gonflement de l'estomac, mau- « vais teint, sommeil inquiet et fatigant, etc. »

Dans ces circonstances, nous avons trouvé que l'usage des vins rouges généreux, administrés avec beaucoup de précaution et d'abord à petites doses et à longs intervalles, produisait les meilleurs effets, en ne négligeant point toutefois les autres remèdes indiqués. Qu'on les fasse prendre, sur- tout, quand le pouls est petit et tremblant, quand

les forces sont épuisées, soit pendant l'écoulement, soit dans la convalescence. Nous les ordonnions avec la teinture de cannelle, si justement estimée de VAN-SWIETEN, et qui est composée d'eau de menthe et de mélisse, de teinture
de cannelle, de pierre hématite et de sirop de mélisse.

Les vins de Cahors, de Grand-Constant, de Haut-
Brion, de Château-Margaux, de Médoc, première
qualité, sont spécialement indiqués dans ces genres
de maladies ; mais le médecin ne doit y employer
ni les vins de Roussillon, ni ceux de S. Gilles et
de Tavel, attendu qu'ils sont trop lourds et trop
forts.

6.° Dans la maladie noire, lorsqu'elle est la
suite de crampes d'estomac chroniques et violentes, et qu'elle ne tient point à des vices organiques ou à des obstructions dans le bas-ventre,
les vins rouges légers de France sont indiqués, surtout si le sujet est maigre ou faible, si le pouls est
petit et lent, si les évanouissemens se succèdent,
et lorsque la perte de sang est considérable.

Dans ces circonstances nous administrâmes ces
vins avec beaucoup de succès ; au commencement
aux plus petites doses, comme une demi-cuillerée ou une cuillerée à soupe entière, toutes les
deux heures. Nous eûmes soin également de faire
faire des fomentations de ces mêmes vins sur

le bas-ventre. Pendant la convalescence j'en fis
boire à mes malades un ou deux gobelets à table,
et j'ordonnai d'en user modérément pendant plusieurs mois.

7.° Dans la cardialgie, surtout dans cette espèce
où les nerfs de l'estomac sont affectés, et quand ce
viscère se trouve dans un état d'atonie manifeste, ou
lorsqu'il est surchargé de glaires ou d'acidités, et
que la maladie n'est point entretenue par une irritation matérielle. Dans ces cas il convient d'employer
les vins de Château-Margaux, ceux de Médoc, première et seconde qualité, les vins de Côtes, de
Gaillac et de Cahors. Pour les malades moins aisés,
on peut se servir des vins de Tavel, de Château-
neuf, etc.

Nous avons souvent eu l'occasion d'observer,
dans notre pratique, que, quand nul autre médicament ne parvenait à maîtriser cette maladie si souvent opiniâtre, l'emploi des vins rouges fins de
France y réussissait. Mais il faut, pour cela, que
les malades s'abstiennent des mets aigres, indigestes, et qu'ils renoncent entièrement à la bière.
On leur permettra de boire, à leur soif, de l'eau
mêlée de vin rouge et de sucre, ou une infusion
de menthe poivrée, trempée de vin rouge.

8.° Dans la céphalalgie, la migraine et le clou,
lorsque ces affections sont symptomatiques, nerveuses, et qu'elles ont leur source dans le bas-

ventre; qu'il n'y a point defièvre; que le pouls est petit et variable; que les extrémités sont froides et les malades extraordinairement faibles, ou lorsque les maux de tête deviennent si violens et si orageux qu'il s'y joint un vomissement strangulatoire, sans que cependant ces maux soient entretenus par des saburres gastriques; ou, enfin, lorsque les maux de tête sont nerveux et goutteux.

Dans ces circonstances, l'usage des vins rouges généreux de France est particulièrement indiqué, pourvu qu'il n'existe point de constipation opiniâtre, ou qu'il ne s'en manifeste pas durant l'usage des vins rouges.

Que les malades boivent à dîner un demi-gobelet, même un gobelet entier, de vin de Château-Margaux. S'ils sont déjà accoutumés à l'usage du vin, l'on pourra commencer par un gobelet entier, et monter progressivement jusqu'à trois: l'on ajoutera à ce régime l'usage d'un café fort, que le malade prendra à jeun et après le repas, pur et sans lait.

Mais qu'il ne boive pas de vin à souper, pour ne point s'exposer à des insomnies, des anxiétés et des congestions vers la tête. Il faut qu'il renonce, en même temps, à toute espèce de bière, et que, pour apaiser sa soif, il ne boive que deux parties d'eau mêlées avec une partie de vin. La pratique médicale indique suffisamment les autres médicamens à administrer.

L'on peut aussi, dans ces maux de la tête, re-commander les vins de Haut-Brion, de Montferrand, de Libourne, de Gaillac et de Grand-Constant. Nous avons souvent réussi par leur moyen à **combattre** les maux de tête chroniques et nerveux **les plus** opi-niâtres ; mais il fallait quelquefois que **les malades** montassent progressivement d'un verre à une demi-bouteille par jour, à boire sans mélange pendant le repas : alors seulement se développaient entière-ment les effets bienfaisans de ces vins, et les maux de tête disparaissaient rapidement.

9.° Dans la phthisie nerveuse, lorsqu'elle ne tient pas à un vice organique, et que le système nerveux n'a point souffert par l'abus des liqueurs spiritueuses, comme du vin, des liqueurs, de l'eau-de-vie, etc. ; mais qu'il a été plutôt affaibli par les chagrins, par un amour malheureux, par l'onanisme ou par l'excès dans les plaisirs de l'a-mour ; que les malades sont tristes, mélancoliques, et que la diarrhée alterne avec des maux d'esto-mac et le manque d'appétit.

Dans cet état les vins rouges, fins et légers, de France, administrés d'abord en petites doses, sont extrêmement salutaires ; mais il ne faut point ou-blier d'unir à l'usage de ces vins un traitement physique et moral. Les vins de Château-Margaux, de Médoc, première et seconde qualité, ceux de Haut-Brion et de Cahors, sont spécialement indiqués pour ce genre de maladie.

10.° Dans la phthisie pituiteuse, lorsqu'il y a sécrétion plus abondante de glaires dans les poumons, par suite de faiblesse dans cet organe; qu'il se manifeste une toux accompagnée d'une forte expectoration, sans fièvre néanmoins; lorsque le pouls est petit, ou lent et ondulent; quand les malades maigrissent, qu'ils se plaignent de lassitude et d'abattement; qu'ils manquent d'appétit, et qu'ils témoignent l'envie de boire du vin.

Dans ces circonstances il faut permettre au malade de boire à dîner, avec modération, des vins de Médoc de première et seconde qualité, pourvu qu'ils soient purs et qu'ils ne contiennent point d'eau-de-vie.

11. Dans l'atrophie des enfans. Dans cette maladie dangereuse nous avons souvent guéri les sujets sans autres moyens qu'un régime nourrissant et de facile digestion, ainsi que des bains tièdes de drêche et l'usage des vins rouges de Bordeaux.

Dans cette maladie, les vins de Côtes, de Cahors et de Grand-Constant sont particulièrement indiqués : on en fera prendre aux enfans de deux ans, toutes les deux ou trois heures, une demi-cuillerée à thé, et à ceux de trois à neuf ans une cuillerée entière ou la moitié d'une grande cuillerée.

Ces vins rouges sont surtout utiles lorsque la diarrhée et une grande débilité, sans fièvre, sont jointes à cette maladie. Mais, s'il y a constipation ou obstructions dans le ventre, accompagnées de mouvemens fébriles, il faut, au lieu des vins rouges, ordonner les vins vieux et généreux de Würzbourg, ou les vins de dessert dont il sera parlé dans la suite.

Usage thérapeutique des vins blancs de Bordeaux les plus renommés.

Ces vins réveillent la sensibilité, et augmentent l'action du système vasculo-sanguin : leur effet sur le système lymphatique n'est pas si prononcé que celui des vins rouges. Ils ne sont cependant pas moins indiqués dans la faiblesse générale de l'organisme, et lorsqu'il y a langueur dans les organes digestifs, avec faiblesse locale et constipation ; de là ils réagissent favorablement sur le système nerveux.

Nous les employons particulièrement dans les cas suivans :

1.º Dans l'hypocondrie nerveuse, où l'on observe un mal-aise après les repas, la tuméfaction de l'estomac et du bas-ventre, des aigreurs, le fer-chaud et des obstructions ; lorsqu'à ces symptômes viennent encore se joindre la migraine, le clou,

le vertige, la double vue, des étincelles devant les
yeux, des tintemens dans les oreilles, et que l'esprit du malade est tourmenté par la peur, par des
angoisses et l'idée de la mort ; lorsqu'en un mot
on voit évidemment souffrir le système nerveux,
et que les autres systèmes n'ont été que secondairement affectés ; lorsque le pouls est tantôt prompt
et irrégulier, tantôt lent, plein et parfois intermittent ; que l'urine est claire, et que les déjections
ressemblent à des baies de laurier et répandent
une odeur extrêmement fétide ; enfin, si le malade
s'est livré avec excès et pendant un grand nombre
d'années à l'étude et au travail du cabinet ; s'il
s'est extrêmement affaibli par l'onanisme ou par
un coït immodéré, et s'il a passé sa vie dans les
peines et les soucis.

Dans ces circonstances les vins vieux et généreux de Grave sont spécialement indiqués. Si, cependant, aux symptômes dont nous venons de
parler viennent encore se joindre une grande faiblesse du corps et une faiblesse particulière des
sens internes, comme le manque de mémoire, les
vertiges, un tremblement passager des membres,
il faut conseiller aux malades les vins vieux de
Barsac, de Castillon, de Sainte-Foi, de Soupiac et de
Sainte-Croix.

Dans ces maladies nous trouvâmes surtout le
vieux Barsac très-salutaire, et nous recomman-

dâmes aux malades d'en boire journellement deux ou trois verres au repas, et nous leur prescrivîmes, pour boisson ordinaire, trois parties d'eau mêlée avec une de Barsac ; mais il fallait absolument qu'ils renonçassent à toute espèce de bière.

Les vins rouges ne conviennent nullement aux malades dans l'hypocondrie nerveuse ; ils causent des congestions vers la tête, la constipation, une espèce d'asthme, et ces symptômes augmentent de jour en jour.

Nous n'avons pas besoin de remarquer que, pendant l'usage des vins blancs de France, l'on doit ordonner au malade une diète convenable et l'exercice en plein air ; car, sans ces conditions, ils ne produisent point l'effet désiré.

2.° Dans l'hystérie nerveuse, lorsqu'elle n'est point entretenue par des causes matérielles dans le canal intestinal, mais qu'elle est purement nerveuse, et lorsque les accès reviennent périodiquement à certaines heures du jour, de la semaine ou du mois, et que la cause de l'hystérie ne tient point à la privation du coït : notamment lorsqu'on remarque chez ces malades une faiblesse générale ; que le pouls est petit, variable et concentré par le spasme ; que les urines sont claires et blanches ; qu'il y a aphonie durant le paroxisme, que les malades sont totalement privés de l'usage des sens, et que la vie semble s'enfuir ; que les yeux sont fermés ; que le pouls cesse de battre, et qu'il se manifeste de ces phénomènes qui ont souvent été cause que plusieurs de ces infortunés ont été ensevelis vivans : en un mot, lorsque les maux hystériques, sous la forme de la léthargie, durent plusieurs jours sans intervalles ; enfin, lorsqu'étant parvenus au plus haut degré, ils menacent de se convertir en apoplexie nerveuse ou en épilepsie.

Dans ces circonstances importantes, si les malades n'éprouvent point d'idiosyncrasie opposée au vin, les vieux vins blancs de France sont spécialement indiqués ; cependant il ne faut les administrer aux malades ni pendant ni immédiatement après les accès hystériques. Ceux qui nous ont paru les plus efficaces, sont les vins de Poudensac et de Ciron, ceux dits Entre-deux-mers, les vieux Barsac, les vins fins de Grave (pourvu qu'ils ne soient pas trop soufrés), ceux de Hats et de Landiran ; enfin, les vins de haut et bas Tursau, de Bian, et le vieux et véritable Jurançon.

On prescrit ces vins, selon les circonstances et selon l'intensité de la maladie, trois ou quatre fois par jour, d'abord seulement un demi-gobelet. En augmentant progressivement la dose, mais avec prudence, l'on peut aussi les faire boire comme boisson ordinaire, en les mêlant avec de l'eau, mais en conservant toujours la proportion de deux tiers d'eau pour un de vin.

3.° Dans la maladie tachetée de Werlhof (*morbus maculosus Werlhofii*). Si la maladie est accompagnée d'une faiblesse générale et de constipation, et qu'à cause de cette dernière on ne puisse ordonner les bons vins rouges de France, il faut administrer les bons et vieux vins blancs, à plusieurs reprises par jour, mais pas à trop fortes doses.

Dans cette maladie nous avons trouvé le traitement suivant extrêmement utile. Nous faisions mettre une ou deux oranges en tranches dans une pinte d'eau fraîche, et nous y ajoutions un quart de pinte jusqu'à une demi-pinte de vin de Haut-Barsac ou de Bergerac, pour en faire boire au malade à sa soif; en même temps nous lui faisions laver, trois ou quatre fois par jour, les extrémités, l'épine dorsale et le ventre, avec du vieux vin du Rhin, en choisissant le moment où le malade ne transpirait pas.

Souvent, par ce simple procédé, nous avons réussi à guérir les malades, sans avoir recours à d'autres médicamens : quelquefois aussi nous y associâmes une décoction de quinquina et de broux de noix, avec l'éther sulfurique et la teinture d'oranges.

Quand la faiblesse était très-considérable, le pouls petit et tremblant, les malades buvaient trois verres de Barsac pur dans le courant de la journée, ou du vin de Grave, et, pour la soif, une décoction de drêche mêlée de vin de Grave ou de Barsac.

Tous les vins blancs de Bordeaux et de Bayonne dont nous avons parlé, quand ils sont vieux et véritables, sont, en général, indiqués dans cette maladie, pourvu qu'elle ne soit pas compliquée d'une fièvre sthénique; car ce phénomène contre-indique l'usage de toute espèce de vin.

4.° Dans l'asthme de Millars, s'il n'y a point de symptômes inflammatoires; si le pouls est petit ou variable; lorsque les accès attaquent les enfans avec violence et que l'on ne peut méconnaître une prostration des forces, et lorsque la maladie consiste dans une affection nerveuse du poumon.

Dans ces circonstances il faut combiner avec prudence l'usage de ces vins avec celui du musc, de la valériane, etc. Nous avons habituellement donné le vin par cuillerées à thé, selon l'intensité du mal, jusqu'à la quantité de trois, quatre, et même six cuillerées. Les vins de Barsac, de Grave, de Castillon et de Sainte-Foi, sont particulièrement à recommander, pourvu qu'ils ne soient pas trop soufrés; dans ce cas ils exposeraient la vie de l'enfant, en irritant les organes de la respiration qui sont déjà en souffrance. Cependant nous ne conseillons point l'usage du vin dans les premiers jours de la maladie, parce que l'expérience nous instruit qu'il n'agit avec succès que lorsqu'il y a une faiblesse réelle et qu'il n'y a plus de doute sur le caractère nerveux de la maladie. Nous avons aussi jugé peu convenable de prescrire le vin aux enfans âgés de trois mois à un an, attendu qu'il peut être nuisible à des êtres si irritables et si délicats.

5.º Enfin, dans les affections goutteuses chroniques, lorsqu'elles sont accompagnées de constipation, et qu'elles tiennent à une faiblesse particulière du système nerveux.

Il faut bien se garder d'administrer, dans ces cas, les vins rouges de France, parce qu'ils ne feraient qu'augmenter la constipation, et qu'ils produiraient des congestions vers la tête, des nausées et même des vomissemens. L'on ne peut donc conseiller ici que les vins blancs de France, mais vieux et généreux. Ils conviennent le mieux aux malades; étant mêlés aux eaux minérales de Geilnau ou de Seltz, ils augmentent la transpiration et la sécrétion de l'urine. Nous les prescrivons aussi comme vins de table, et jusqu'à concurrence de deux à trois verres. Ils produisent surtout d'excellens effets dans la convalescence, lorsque les sujets sont encore faibles et cachectiques, qu'ils mènent une vie sédentaire, et qu'ils prennent rarement l'air; enfin, s'ils sont inquiets, hypocondriaques

et mécontens de leur sort. Le vin, pris avec modération, opère admirablement chez ces derniers,
et justifie ce que dit OVIDE :

> *Vina parant animos, faciuntque caloribus aptos :*
> *Cura fugit multo diluiturque mero.*
> *Tunc veniunt risus, tunc pauper cornua sumit;*
> *Tunc dolor et curæ, rugaque frontis abit :*
> *Tunc aperit mentes ævo rarissima nostro*
> *Simplicitas, artes excutiente Deo.*

Nous recommandons particulièrement à de tels
malades les vins blancs de Langoiran, de Hats,
de Bergerac, de Castillon, de Barsac, de Grave,
de Landiras et de Sainte-Croix.

6.° Dans l'hydropisie de la matrice, soit qu'elle
ait son siége dans les trompes de Fallope, soit dans
la cavité de la matrice même. Ici nous avons reconnu les bons effets, non-seulement de l'usage
interne de ces vins, mais encore de leur emploi
extérieur sous forme de lotion sur le bas-ventre.

La composition suivante nous a paru d'une
grande efficacité. Nous fîmes mettre dans une bouteille de Haut-Barsac un ou deux gros de racine
de bryoine et deux onces d'absinthe; nous lais-
sâmes reposer ce mélange pendant huit jours : après
quoi nous ordonnâmes au malade de commencer
par en prendre journellement un demi-gobelet à
dix heures du matin et à quatre heures après midi;
mais, après huit jours, d'en venir à deux gobe-

lets, en ne négligeant point les autres médicamens convenables, ni les lotions de Barsac sur le bas-ventre et le régime indiqué.

7.° Dans la jaunisse. L'on ne peut lui opposer le vin que quand elle n'est point le résultat d'in-flammations, d'indurations et d'obstructions du foie, mais qu'elle est la suite de la sécrétion em-pêchée de la bile ou d'un retrécissement dans les vaisseaux du foie, ou de contractions spasmodiques de la vésicule du fiel ; quand les malades se plai-gnent d'une grande faiblesse et de lassitudes ; quand le pouls est lent et ondulent ; quand il y a abatte-ment, tristesse ou douleurs passagères à l'épigastre ; lorsque l'urine est d'une couleur brunâtre, avec des points graisseux ; que les excrémens ressemblent à du jaune d'œuf, et que le malade, enfin, se plaint d'une plénitude dans la région pericordiale et d'un manque absolu d'appétit.

Dans ces circonstances les vins blancs de Bor-deaux produisent un excellent effet ; mais il im-porte beaucoup d'agir avec prudence, et de ne point les donner à trop fortes doses. Il ne faut d'ailleurs pas négliger les autres remèdes que l'art indique dans cette maladie. L'on peut, à la place des vins de Bordeaux, faire usage de bons vins de Bayonne, ainsi que de ceux du Dauphiné, tels que les vins de basse et haute Châlonne, Bian, Jurançon, et autres.

Nous faisions aussi boire à nos malades avec beaucoup de succès une infusion de calamus et d'absinthe dans ces mêmes vins. Pendant ce traitement, l'usage de la bière, ainsi que des mets et boissons aigres, est sévèrement interdit.

CHAPITRE VIII.

De la nature des vins d'Espagne, de Portugal et d'Italie.

Nous revenons encore à Servière ; car personne, jusqu'à ce jour, n'a émis des vues et des observations plus exactes relativement à ce sujet. Il s'exprime ainsi :

« L'Espagne fournit une grande quantité de
« vins rouges et blancs, qui, ainsi que toutes les
« productions du midi, sont très-spiritueux,
« hauts en couleur, très-lourds et gras.

« Les vins d'Espagne les plus répandus dans le
« commerce sont ceux de Xerès, de Malaga, de
« Malvoisie, de Petro Ximenès, de Barcelonne, de
« Tinto dit Rota, d'Alicante, des Canaries ou de
« Palmire, etc. Ce sont presque tous des vins de
« liqueur, et, à la réserve du Malaga, on les em-
« ploie assez fréquemment pour les mêler avec
« les vins légers de France. »

Nous citerons encore ici F. HOFFMANN, comme un auteur non moins classique; il s'exprime à ce sujet dans les termes suivans :

Notatu huc venit dignum, plurima Italiæ vina et generositate et dulcedine superare alia. Dependet autem dulcedinis nec non virium causa potissimum ex eo, quod in more habeant, vel ex uvis maturis selectis in aere parumper exsiccatis ea præparare, vel ipsa recentia musta, igne leni aquositate in auras emissa, inspissare et tunc fermentationi exponere. Hoc artificio vina majorem acquirunt dulcedinem : quandoquidem mustum, quo dulcius et spissius est, eo minus vehementem subit ebullitionem, quæ alias plerumque aciditatis nimiæ genitrix est.

Causa porro tantæ in vino nobilitatis est ipse situs Italiæ, solique sulphurei natura : ferveus enim solis ardor, et insitus terræ calor non potest non ad perfectam maturitatem et dulcedinem uvas perducere, etc.

Ce même auteur dit des vins d'Espagne :

Hispania quoque nobiles alit vites, quæ ob maturitatem uvarum vina largiuntur pretiosissima.

Canarinum, quod hodie ex insulis Canariæ, maxime Canaria magna, apportatur, circa urbem Dellen generosissimum crescit... Spectat

huc quoque Malvasium, quod ex grandibus ro-
tundis uvis magnæ præstantiæ exprimitur.
Vinum hoc diutius durat, et ubivis gentium
per mare devehi potest, quod non omnia vina
perferunt.

Vinum Malacense, sive vinum Secco, ger-
manice Sect, forte quod in saccis vel utribus
in Hispania circumfertur, vino Canarino est
pinguius.

Petrisimonis dictum præcipue ad urbem
Gualdalcazar nascitur, ex palmitibus germa-
nicis per Petrum Simonis ante 200 annos in
Hispanicum solum deductis, ibique transplan-
tatis. Memorabile enim est, vites unius regio-
nis in alias traductas, ob diversi soli naturam
et aeris solisque statum, fructus diversæ natu-
ræ producere. Ita vites Germanicæ in Hispa-
nia uvas producunt longe dulciores, fracta
nempe et emollita ibi earum asperitate : ita
etiam vites Malvaticæ ad nos delatæ multo
delicatiora vina exhibent, quam in Italia.

Ager Andalusiæ prope Xenes admodum vini
ferax est : sed hæc vina Xenena sunt auste-
riuscula, minus dulcia, et citius acescunt in ca-
lidis locis. Hujus generis sunt etiam, quæ
circa Madrid proveniunt.

Alconense sive Alicante, in regno Valentiæ,
rubrum est, sed crassum, palato quidem ac-

ceptum, sed stomacho minus utile; huic non dissimile est genus illud, quod nostratibus dicitur Vin de tinte.

Revenons à SERVIÈRE : « Nombre de personnes,
« dit cet auteur, s'imaginent que le Malaga est un
« vin factice; mais cela est impossible : tous les
« marchands de vin connaissent très-bien le goût
« de terroir qui lui est particulier. Je conviens
« que souvent on y mêle d'autres vins, ce qui
« s'est pratiqué surtout pendant le blocus con-
« tinental. Mais il existe une grande différence
« entre un vin mélangé et un vin artificiel. Au
« surplus, le Malaga pur est un excellent sto-
« machique, et il est aussi salutaire qu'agréable
« d'en boire un petit verre le matin.

« Le Portugal produit des vins doux, délicieux
« et forts, mais dont plusieurs espèces ne sup-
« portent pas le transport. Le plus recherché dans
« le commerce, est le célèbre vin de Porto ; il
« est rouge et extrêmement fort : on en envoie
« fréquemment en Angleterre. »

Les principaux vins de Portugal sont,

a) Le vin de Lisbonne, que l'on cultive dans la province d'Estramadure ;

b) Le vin de Port-à-Port, qui croît dans la province entre Douro et Minho, dont nous avons déjà fait mention plus haut, et

c) Le vin des Algarves, que produit le royaume du même nom.

Remarquons cependant que le vin de Porto est généralement préféré. Il faut, en parlant des vins de Portugal, faire encore mention de ceux de Madère, dont la patrie, l'île de Madère, est du nombre des îles Canaries, qui produisent une grande quantité de vins.

« Quoique l'Italie, dit SERVIÈRE, soit aussi
« très-féconde en vins, il n'y a qu'une petite par-
« tie de ses vins doux qui nous parviennent par
« la voie du commerce. Les principaux sont les
« suivans, savoir : le Lacryma-Christi du royaume
« de Naples, les vins d'Albano, Montefiascone
« et de Vicenza. Le vin muscat nous vient de Sy-
« racuse en Sicile.

« Les autres vins d'Italie sont peu connus chez
« nous ; ils ont au moins le défaut de ne pouvoir
« supporter le transport et de ne pouvoir se con-
« server. Nous pensons qu'on peut en attribuer
« la cause à leur grande quantité de matière ex-
« tractive, à leur extrême tendance à déposer la
« lie et la matière colorante. Nombre de ces vins
« sont déjà parfaitement potables et mûrs au bout
« de trois mois, mais à peine se conservent-ils
« un an.

« L'on n'a pas encore examiné les rapports
« des parties constituantes de chacune de ces
« espèces de vin ; cependant une analyse exacte
« de ce genre pourrait conduire à des découvertes

« importantes relativement à la manière de traiter
« ces vins. »

Usage thérapeutique des vins d'Espagne, de Portugal et d'Italie.

Ces vins agissent primitivement sur le système lymphatique et sur la peau : de là vient que des personnes maigres, mais en bonne santé d'ailleurs, qui en boivent journellement un ou deux verres, commencent à perdre leur maigreur, et finissent par acquérir de l'embonpoint. Leur action s'étend aussi secondairement sur l'estomac et sur tout l'organisme, en produisant un certain bien-être. Cependant ils paraissent agir plus directement sur les nerfs de l'épine dorsale que sur le cerveau, parce qu'ils n'y produisent point une excitation aussi agréable que les vins blancs ou rouges de France et le vieux vin du Rhin.

Il est vrai que les effets de ces vins diffèrent entre eux : les uns agissent plus vivement sur l'irritabilité, les autres sur la sensibilité. Il nous est impossible d'analyser exactement les effets de ces vins, tant parce que nous avons nous-mêmes trop peu d'expérience à ce sujet, que parce que les autres n'en parlent que très-légèrement et d'une manière trop vague. Cependant nous allons donner le résultat du petit nombre d'observations que nous avons faites à ce sujet.

Nous croyons devoir recommander l'usage des vins doux et généreux d'Italie pour des enfans faibles et valétudinaires, en les leur administrant par cuillerées à thé, notamment dans les cas où ces enfans ont souffert des maladies chroniques et exanthématiques qui ont profondément atteint toute leur constitution, et lorsqu'il vient s'y joindre une faiblesse des poumons, avec une toux spasmodique qui leur ravit le sommeil et les forces, et qu'il y a grande maigreur avec disposition à l'atrophie.

En pareilles circonstances nous avons ordonné, presque toujours avec succès, au lieu de tout autre remède, des vins d'Italie, à la dose d'une demi-cuillerée à thé jusqu'à une cuilleréc entière.

Nous n'avons eu que deux fois occasion de prescrire le Lacryma-Christi à des enfans de parens riches, et chaque fois ce fut avec succès.

Dans l'un de ces cas, nous l'administrâmes à un garçon de huit ans tourmenté par une coqueluche chronique, lequel avait une telle aversion pour tous les médicamens, qu'il rendait sur-le-champ tous ceux que nous lui faisions prendre, et qui, par là, devint enfin si faible qu'il se manifesta une aphonie passagère accompagnée de spasmes. L'on peut dire que cet enfant fut sauvé par l'usage de ces vins, et par des lavemens.

d'un forte infusion de feuilles d'oranger avec du musc.

Dans le second cas, il s'agissait d'une fille de six ans, attaquée d'atrophie avec diarrhée. Cette enfant refusait également de prendre des médicamens, raison pour laquelle je fus obligé de recommander à ses parens le vin d'Italie, comme le seul moyen qui pût encore la sauver ; et mon ordonnance fut couronnée du plus heureux succès. Cette petite avait un tel empressement à prendre ce vin, qu'à peine pouvait-elle attendre l'heure où on devait le lui donner, et ce fut uniquement par son usage qu'elle guérit.

Parmi les vins généreux d'Espagne nous ferons une mention particulière du vin de Madère et de celui de Malaga, que nous avons eu si souvent occasion d'employer avec avantage dans les maladies les plus dangereuses. Tous les deux, lorsqu'ils sont purs, portent leur action sur le système nerveux et sur les organes digestifs en particulier.

Nous conseillons surtout l'usage du vin de Madère dans les maladies suivantes :

1.º Dans le marasme sénile, accompagné de diarrhée épuisante, et lorsque la langue est couverte de mucosités jaunes ou blanchâtres ; que le malade passe les nuits sans dormir, et qu'il est tourmenté par une toux spasmodique, débilitante et strangulatoire ; lorsqu'il éprouve un sentiment de formication sur le dos, et que, vers le soir, il survient des sueurs visqueuses et affaiblissantes ; que l'urine est claire comme de l'eau, ou d'un rouge briqueté ou brunâtre comme de la bière ; de plus, lorsque les excrémens sont limoneux et tenaces ; que les lassitudes et la faiblesse augmentent chaque jour, et surtout lorsque le marasme sénile attaque des personnes qui avaient été précédemment atteintes de la goutte.

Nul médicament n'opère communément avec autant de force chez ces sortes de malades que l'usage journalier du vin de Madère. Que le malade en boive à ses repas, à dîner d'abord un seul verre, à souper un demi-verre ; on en augmentera la dose par la suite : pour le dîner, jusqu'à deux à trois verres ; mais, pour le souper, jamais au-delà d'un verre, parce qu'il en résulterait des chaleurs et des congestions vers la tête. Le malade peut en outre boire à sa soif de l'eau mêlée de vin de Madère ; mais il faut, avec ce régime, renoncer à la bière et aux liqueurs, aux mets indigestes, aigres et gras.

Très-souvent nous avons réussi à guérir le marasme sénile uniquement par l'usage du vin vieux et généreux de Madère ; quelquefois cependant nous faisions de plus prendre au malade, toutes les deux heures, trois à quatre grains de vanille dans une cuillerée à soupe de vin de Madère. L'aversion pour toute espèce de vins doux peut seul contre-indiquer l'usage de ce vin dans cette maladie si dangereuse pour les vieillards.

2.° Après des fièvres intermittentes et malignes, surtout si la digestion en a souffert, et s'il existe encore un manque d'appétit, une grande faiblesse de nerfs, avec tristesse, mélancolie et dégoût de la vie ; lorsque les convalescens ressemblent à des ombres ambulantes, et ne se relèvent que très-lentement de leur maladie.

Dans ces circonstances nous conseillons, pour tout médicament, le vin pur et vieux de Madère à doses médiocres. Nous en obtînmes toujours les effets les plus heureux : le vin réparait bientôt les forces épuisées des malades, et opérait leur convalescence avec une étonnante rapidité. Mais n'oublions point, en administrant ce vin, l'excellent conseil du grand Senèque : *Convictus et liberalior potio vigorem dabit, et non nunquam usque ad ebrietatem veniendum, non ut mergat nos, sed ut deprimat curas; ejicit enim tœdia et ab imo animo mœrores, atque, ut morbis quibusdam, ita et tristitiœ medetur.*

Que l'on se garde cependant bien de faire prendre de ce vin au malade le matin ou avant le dîner, parce qu'alors il agit trop puisamment sur la sensibilité et l'excitabilité nerveuses, qui se manifestent avec plus de force le matin qu'à midi. Le vin de Madère agit surtout d'une manière nuisible sur l'organisme, si le malade en boit le matin après avoir passé une nuit inquiète et dans l'insomnie.

3.º Dans la cardialgie, lorsqu'elle se montre comme une affection nerveuse, et si elle n'est point produite par des saburres gastriques ; mais, si elle indique une anomalie du système nerveux dans la partie affectée, et si elle n'a pas été provoquée par l'usage des boissons spiritueuses et échauffantes, mais par de violens mouvemens de l'ame, ou par des refroidissemens.

Dans ces circonstances le Madère produit d'excellens effets : si l'on ne peut s'en procurer de véritable, on peut le remplacer par du vin de Malaga, qui opère avec autant de force et de promptitude que le Madère.

4.º Dans les nausées et les vomissemens copieux et spasmodiques : lorsque ces symptômes ne sont point produits par une inflammation ou par une hernie étranglée, mais qu'ils dépendent d'une affection spasmodique, ou qu'ils sont la suite d'une faiblesse des organes digestifs, il arrive fréquemment que les vieux vins de Malaga ou de Madère, prudemment administrés, opèrent plus efficacement que tous les remèdes pharmaceutiques.

Néanmoins il ne faut pas, dans ces maladies,

administrer ces vins à trop fortes doses ; il ne faut
même d'abord les faire prendre aux malades que
par cuillerées à thé ou à soupe : car il existe souvent dans l'estomac une si grande irritabilité que
le malade ne peut supporter une cuillerée entière
de Madère ou de Malaga à la fois, et qu'il
le rend aussitôt qu'il l'a pris. C'est pourquoi
il ne faut, dans le commencement, donner ces
vins que par demi-cuillerées à thé ou par cuillerée entière, toutes les deux heures, jusqu'à ce
que cette irritabilité de l'estomac soit apaisée, et
que les vins puissent être plus facilement suppor-
tés et assimilés ; l'on pourra ensuite augmenter
les doses. Souvent les vomissemens spasmodiques
ont cessé après que le malade avait pris seulement quelques doses de ce vin.

5.° Dans l'asthme périodique ou spastique, lorsqu'il peut être reconnu pour une maladie purement
nerveuse ou spasmodique des poumons ; que le
pouls est petit et inconstant ; lorsque dans l'accès
les extrémités sont froides, et que cette maladie
n'est point due à la pléthore ; surtout, lorsqu'elle
attaque des individus que STOERCK décrit de la
manière suivante : *Subjecta, quorum systema
nervosum debile nimis aut irritabile est, con-
sequenter spasmis laborant, sæpius hoc morbo
affliguntur. His plerumque collum ita con-
stringitur, ut aer inclusus globum quasi for-*

mare videatur, qui respirationem molestam et anxiam reddit.

Dans ce cas il faut, outre l'usage des médicamens appropriés, ordonner au malade des vins généreux et spiritueux; et il n'y en a pas de plus convenable que le vieux vin de Malaga ou celui de Madère. Par son action sur les propriétés vitales des poumons, il fait cesser les contractions spasmodiques des nerfs; il ramène dans ces organes les forces et la chaleur; la peau s'humecte, et les urines passent plus librement.

Dans cette affection spasmodique des organes de la respiration, il faut donner les vins de Malaga ou de Madère à fortes doses, si l'on veut en obtenir des effets salutaires. Que le malade en prenne, avant ou pendant l'accès, deux gobelets à la fois. Outre cela nous lui conseillons de faire usage de ces mêmes vins de Malaga ou de Madère comme vin de table, en renonçant entièrement à la bière, et de ne boire hors les repas, pour étancher sa soif, que de l'eau ou une légère infusion de houblon mêlée avec du vin de Madère.

6.º Dans la convalescence des affections goutteuses, tant aiguës que chroniques, s'il subsiste une faiblesse accompagnée d'une atonie habituelle de l'estomac, de défaut d'appétit, et de paralysie de quelques parties du corps, l'usage du Madère est un remède souverain. On l'ordonnera, à dîner et à souper, dans la progression d'un à trois gobelets. Il agit puisamment sur les organes de la digestion, et rend le ton au canal alimentaire.

Nous en ordonnâmes souvent, avec le meilleur succès, dans ces restes de goutte, en y joignant des bains préparés avec du bois de genièvre, dont nous faisions bouillir dix à douze livres, que l'on ajoutait à l'eau du bain. Mais il faut continuer ces bains, ainsi que l'usage du Madère, deux ou trois mois, en observant un régime exact.

7.° Dans les exanthèmes chroniques, comme, par exemple, dans la gale, tant humide que sèche, lorsque l'éruption a duré long - temps, que presque tous les systèmes en souffrent, et que la gale ne continue plus que par faiblesse; surtout lorsque la digestion en est tellement troublée, que le malade ne peut plus digérer régulièrement, qu'il maigrit, qu'il a été trop affaibli par des remèdes mercuriels et sulfureux, et que tous les médica-mens lui répugnent. Dans ces circonstances, il faut lui faire prendre journellement une décoction forte et concentrée de salsepareille pour boisson ordinaire, et lui ordonner, pour le dîner et le sou-per, deux ou trois verres de véritable Madère ou Malaga. Ces vins remontent le principe vital; ils changent la cacochymie dans les parties fluides du corps, et guérissent quelquefois la gale sans le se-cours d'aucun autre remède interne ou externe.

Mais il faut, en outre, faire usage des bains de
drèche, pour fortifier et pour nettoyer la peau.

8.º Dans les dartres. On peut dans cette maladie
employer la même méthode curative, si elles ont
été produites par les mêmes causes que la gale.

Dans la croûte laiteuse. Lorsque cette maladie
cutanée a déjà duré long-temps, et que l'atrophie
menace les enfans, au lieu de tout autre médicament, on leur administrera, toutes les deux ou
trois heures, une demi-cuillerée à thé, ou même
une cuillerée à thé entière, d'un excellent vin de
Madère ou de Malaga. On fera bien aussi de
frotter deux fois par jour les croûtes avec un onguent composé d'une once d'onguent d'allyon, de
deux gros d'huile de lin, et d'un scrupule de fleurs
de zinc. Souvent, par ces procédés si simples, nous
avons rappelé à la vie des enfans que l'on croyoit
déjà la proie de la mort, et guéri de mauvais ulcères.

Nous ne saurions pareillement assez recommander les bains de drèche et de bois de genièvre
dans cette éruption opiniâtre du visage, surtout si
l'atrophie vient à s'y joindre. Mais il faut aussi qu'on
observe strictement une diète convenable.

Nous avons eu très-fréquemment l'occasion
d'admirer les effets supérieurs du vin de Porto dans
les maladies suivantes ; savoir :

a) Dans le vertige : lorsqu'il tenoit à une faiblesse idiopathique du cerveau, ou qu'il provenait d'une atonie des organes digestifs ; lorsque les sujets étaient pâles et de mauvaise mine ; que la maladie n'était point le résultat d'une pléthore dans le cerveau, ou de quelque violence externe sur latête, qui pouvait faire soupçonner un vice organique dans le cerveau ; lorsque le mal n'était point permanent, mais passager, et qu'il se terminait par des convulsions et des évanouissemens ; lorsqu'il était la suite d'excès dans les plaisirs de l'amour ; que le pouls était habituellement petit, ou lent et ondulent ; que les malades étaient très-irritables, colères et susceptibles d'effroi ; qu'ils se plaignaient d'un sommeil insurmontable ; que le sommeil ordinaire ne les restaurait point, et qu'ils en étaient encore plus fatigués qu'auparavant et ne pouvaient malgré cela s'en défendre ; enfin, lorsque la constipation et la diarrhée se succédaient alternativement.

Dans ces circonstances, de tous les vins que nous avons recommandés celui de Porto agit le plus efficacement et de la manière la plus sûre ; il apaise le trouble du système nerveux ; il rend le ton aux parties solides, et favorise la digestion : par ces effets il fait disparaître le vertige, et rétablit l'harmonie des divers systèmes et la santé. Pendant l'usage de cette boisson bienfaisante, il est sévèrement défendu au malade de boire de la bière ni des liqueurs fortes. Qu'on lui permette de boire à

dîner, proportionnément à sa constitution et d'a-
près le degré d'intensité de la maladie, un, deux
ou trois verres de vin de Porto ; pour boisson ordinaire il s'en tiendra à une légère infusion d'écorce
de cannelle ou d'oranges, mêlée d'un peu de vin
de Porto. Qu'on lui recommande en même temps
l'exercice en plein air, un régime nourrissant et de
facile digestion. Les alimens aigres, le fromage, les
viandes grasses, les poissons, lui sont sévèrement
interdits. Il faut qu'il s'abstienne aussi du coït.

Il n'y a pas long-temps que, par l'usage du vin
de Porto, nous sommes parvenus à délivrer du vertige un seigneur habitant la campagne ; mais nous
ne devons pas oublier de remarquer qu'indépendamment de ce vin le malade fit encore usage
d'une potion composée d'une infusion de racine
de bénoîte et de semences de moutarde, avec l'éther
acétique, la teinture de cannelle et le sirop d'écorces
d'oranges, et qu'on lui frictionna toute la tête
avec l'éther sulfurique deux ou trois fois par jour.
Lorsque le vertige fut calmé, que les organes
digestifs se trouvaient fortifiés, et que l'appétit s'an-
nonça, nous lui fîmes prendre une décoction concentrée de quinquina, avec de la teinture de valériane et de cannelle, toutes les trois heures une cuillerée à soupe. Nous continuâmes les frictions
avec l'éther sulfurique deux fois par jour, et le
malade prit de deux jours l'un des bains tièdes,

dans lesquels nous faisions mettre des herbes aromatiques, notamment la valériane, le calamus aromaticus, le houblon, les fleurs de camomille et de
lavande, l'absinthe, la menthe poivrée, etc. Après
avoir fait usage de ces moyens pendant quelques
semaines, le malade fut entièrement guéri de son
vertige. Il observa, encore long-temps après, le régime que nous lui avions prescrit. Le détail de
cette maladie fait partie d'une Monographie que
nous nous proposons de publier; c'est pourquoi
nous ne nous étendrons pas davantage sur ce sujet.

b) Dans les paralysies, lorsqu'elles tiennent à
une affection primitive de quelques ramifications
nerveuses, et que les parties paralysées sont me-
nacées d'atrophie, que ce soit une paraplégie,
une hémiplégie, ou une blépharoptosis, le principal moyen à employer, indépendamment des autres médicamens indiqués, sera toujours le vin de
Porto.

Dans ces maladies primitives du système nerveux, où, selon notre manière de voir, le système
musculaire n'est que secondairement affecté, le vin
de Porto produit d'excellens effets. Nous l'avons
recommandé aux malades à la dose de deux à quatre
verres par jour, et quelquefois aussi nous l'avons
employé utilement de la manière suivante. Nous
faisions digérer, pendant huit à dix jours, dans une
bouteille de vin de Porto, deux onces de moutarde

pilée, et une demi-once d'excellente écorce de cannelle, avec trois gros de racine de galanga et une demi-once de racine de valériane. Après avoir filtré la liqueur au travers d'un linge très-fin, le malade en prenait un gobelet tous les jours à dix heures du matin et un autre à quatre heures après midi. Plusieurs personnes, chez lesquelles la paralysie avait son siége dans les nerfs sacrés, furent entièrement guéries par l'usage de ce vin.

Pour réveiller en même temps la sensibilité dans les parties paralysées, nous avons encore fait usage de frictions spiritueuses sur le dos et l'os sacrum, répétées plusieurs fois par jour.

Il est inutile de remarquer que toute espèce de bière et tous les médicamens affaiblissans étaient interdits au malade, qui était obligé de suivre un régime particulier pendant tout le traitement; nulle maladie n'exige un régime plus exact et plus sévère que celle-ci, et nous pouvons hardiment affirmer que ce n'est qu'à ces conditions qu'on peut obtenir une guérison radicale.

c) Dans toutes les maladies des organes de la digestion, par exemple, dans la cardialgie, dans les vomissemens spasmodiques, dans les diarrhées qui arrivent après les indigestions, et qui, en devenant habituelles, produisent une extrême faiblesse, tant dans les organes de la digestion, que dans le corps entier; dans toutes ces circonstances, dis-je, le vin de Porto produit d'excellens effets : mais il doit être donné en petites doses au commencement, et à des intervalles rapprochés. Le malade pourra en prendre toutes les heures la moitié d'une cuillerée à soupe, ou une cuillerée entière.

d) Dans toutes les maladies métastatiques, dans la goutte rentrée, dans les fièvres éruptives qui mettent la vie en danger, et qui sont accompagnées d'un pouls petit avec dyspnée et convulsions. Dans des cas de cette importance il faut, outre les remèdes les plus puissans, tels que le musc, le phosphore, le camphre, les huiles volatiles et les éthers, employer encore le vin de Porto ; mais, ainsi que nous l'avons remarqué par nous-même, il n'est utile alors qu'à fortes doses et à longs intervalles. L'on ordonnera au malade d'en prendre toutes les deux à trois heures un gobelet, dose qu'on augmentera par la suite, en raison de l'état du malade et du degré d'intensité de la maladie, jusqu'à deux gobelets, et l'on ne diminuera la dose que lorsqu'il se sera fait une crise favorable et que le malade se trouvera mieux. Les conditions particulières et l'emploi des médicamens rentrent dans les attributions de la thérapeutique spéciale.

Avant de terminer l'article de l'usage thérapeutique et des effets des vins d'Espagne, de Portugal et d'Italie, nous allons citer encore les passages classiques de l'illustre SYDENHAM, consignés dans son immortel ouvrage *. L'on pourra y remarquer combien ce célèbre médecin anglais savait déjà apprécier l'utilité des vins dont nous venons de parler. C'est ainsi qu'il dit, en traitant de la fièvre continue des années 1661, 62, 63 et 64 :

Accedit interdum, maxime in senibus, ægrum, febri jam curata, et corpore satis jam superque purgato, nihilominus valde debilem esse ; et quandoque tussi, interdum etiam screatu, magnam glutinosi viscosique phlegmatis copiam expectorare : quod symptoma non tantum ægro terrorem injecit, sed et ipsi médico, præsertim minus cauto, imposuit, eumque in opinionem induxit, quasi affectus iste phthisi viam sterneret; licet observaverim ego, rem adeo periculosam non esse. Hoc in casu ægrum jubeo vinum Malaganum annosum, vel Falernum, sive Muscatum, cum pane tosto ei immisso, bibere; quod crasin sanguinis multum prægressa æstuatione debilitati (proindeque nuper ingestorum succis assimilandis imparis) corroborans, symptoma illud paucorum admodum dierum spatio abigit, ut crebra experientia mihi constat.

En parlant de la fièvre continue des années 1673, 74 et 75, il dit : *Notandum est, haud raro accidere, tam ab hac febre, quam febribus aliis*

---

* Th. Sydenham, *Praxis med. experiment. Lipsiæ*, 1711.

*convalescentibus, iis maxime, quos illæ diutius
maceraverant, nec nisi post longas magnasque
evacuationes tandem demiserant (præsertim
si invalidiori essent corporis habitu), ut noctu
in lecto cubantes incalescerent primum, mox
sudore diffluerent, a quibus vehementer infir-
mabantur, et vires tardius recipiebant, non-
nulli etiam præcipitabantur in tabem.*

*Cum symptoma hoc non aliunde nasci exis-
timarem, quam a sanguine ob morbum contu-
matiorem, eo usque depauperato debilitatoque,
ut succos, quos recenter advectus nequiret, as-
similare, per sudores ejicere moliretur; ita affectus author semper fui, ut singulis auroris
noctibusque cochlearia quinque vel sex vini Ma-
lacensis annosioris haurirent, cujus usu ægris
vires crescebant jugiter, et evanescebant sudores. Atque hæc de febre hujus constitutionis continua, quam, ob insignem stuporem eam fere
semper comitantem, lubet comatosam appellare.*

En parlant du traitement de l'hystérie, il s'exprime en ces termes : *Profecto vel vini Hispanici
simplicis liberalior haustus, horâ somni aliquot
noctibus meo suasu propinatus, hystericis non-
nullis perquam salutaris fuit, cum ex eo robus-
tior universi corporis habitus redderetur, ip-
sæque adeo fœminæ e cachecticis vividæ simul
ac vegetæ fierent, etc.*

Dans le Traité de la goutte il réveille l'attention des praticiens sur cet objet, en disant : *Quo non obstante, si æger vel a longo ac nimio usu liquorum inebriantium, vel ab ætate provectiore, vel denique præ nimia debilitate, cibos absque vino vel quovis alio liquore fermentato nequeat concoquere, non vacat certe periculo, eundem protinus ac derepente a vino depellere; qui quidem error haud paucis lethalis fuit. Prorsus itaque, si me audit, apozema diæteticum supra præscriptum abdicet, vel, si eodem uti statuerit, ei sensim adsuescat, haustum vini in pastibus ad tempus aliquod sibi indulgens, quasi remedii loco potius quam diætæ, donec decoctum illud familiarius evaserit. Vinum autem Hispanicum hic loci tam Rhenano, quam Gallico, omnino præferendum est : quæ posteriora, licet ventriculo pergrata sint, tamen exacerbandis humoribus et augendo morbi fomiti apta nata sunt. Adde, quod cum æque fere cruda sint, et vix magis concocta, quam est nostrum pomaceum, non perinde cardiaca sunt atque calida, ac res postulat. Atque hæc de cibo potuque* ποδαγρίοντων *dicta sunto.*

En faisant l'éloge des vins des Canaries, il dit: *Multa egomet expertus sum in postremorum annorum paroxismis ad mitigandum hoc symptoma ; nihil vero æque votis respondit, ac vini Canariensis haustulus subinde deglutitus, languore atque ægritudine urgentibus; neque vel vinum Gallicum rubrum, vel theriaca Andromachi, neque aliud quodlibet e cardiacis mihi hactenus notis pares habet vires. Sed neque vinum hocce, nec cardiacorum aliud quodlibet ægrum, si exercitio non utatur, omnino servare posse existimandum est.*

Il ajoute : *Diætam quod attinet, si æger vino prius assueverat, Canarense concedo, probe tamen aqua dilutum, in qua panis crustulum fuerat decoctum et quam frigidam in hunc usum in lagena asservandam jubeo, ut in promptu sit, ubi vinum est contemperandum.*

En parlant de la petite vérole anomale qui régna dans les années 1670, 71 et 72, il préconise le vin généreux des Canaries en ces termes : *Cum vero jam indurare facies cœperit, et crusta obduci, ab halitibus putridis a materia purulenta, quæ in hoc pessimo variolarum genere male olebat, intromittendis ægræ nostræ metuentes, vini Canarini semicocti cochlearia paucula, semel in die assumenda, vel quoties in ventriculo ægritudinem aliquam persentisceret, concessimus. Pauculis hisce, nisi quod haustulum etiam paregoricum hora somni quotidie imperavimus, convaluit; neque delirio, neque alio quovis symptomate, præter dictam hæmorrhagiam, grave aliquod periculum minitante, etc.*

CHAPITRE IX.

De la nature des vins de Turquie.

Nous revenons ici à SERVIÈRE, qui nous a fourni
la meilleure description des vins de table connus
dans le commerce. « La Turquie, dit cet auteur,
« produit beaucoup d'excellens vins, fort estimés
« dans le commerce. La Syrie, la Bulgarie, la Na-
« tolie, les îles grecques, la Morée, la Moldavie
« et la Valachie, ont une forte culture de la vigne.
« Le vin de Bulgarie est rouge, et de qualité mé-
« diocre; il est en grande partie expédié pour la
« Pologne. Le vin de Tripoli, en Natolie, est d'un
« rouge haut en couleur, fort et épais; il ressem-
« ble aux vins de Provence : on le transporte en
« partie en Russie, en partie dans différentes con-
« trées de la mer Noire. La Syrie fournit trois sor-
« tes de vins, les blancs, les rouges et les jaunes.
« Les blancs sont les plus précieux; ils sont aro-
« matiques et amers : les rouges et les jaunes, au
« contraire, sont doux, et se conservent le mieux ;
« on les cuit, mais ceux qui ne sont pas cuits sont
« plus salutaires. Les vins de Chypre sont exquis,
« et très-estimés dans le commerce; on les tire de
« Lernika. Le jeune vin de Chypre a une forte
« odeur et saveur de goudron, ce qui provient des
« outres goudronnés dans lesquels on le trans-
« porte dans le pays même. Cependant cette odeur

« et ce goût de goudron se perdent insensiblement,
« quand il est transvasé et qu'il repose quelque
« temps dans les caves : pour le conserver long-
« temps, il faut toujours lui laisser de la lie; sans
« quoi il dépérit. Le jeune vin de Chypre est
« rouge; plus vieux, il est pâle; mais s'il ne l'est
« pas naturellement, et s'il n'a pas de lie; il
« est factice, et ne se conserve pas. On expé-
« die le vieux vin de Chypre en bouteilles de
« verre entourées de paille ou de roseaux de
« mer. Les vins blancs de Chypre sont une espèce
« de muscat qui rougit avec l'âge; mais ils sont
« rares.

« Cette île produit encore diverses autres sortes
« de vins, dont les meilleurs se trouvent près
« d'Omados, et ressemblent aux vins de Provence;
« on les estime égaux en bonté aux vins de la Com-
« manderie, souvent même on les vend pour tels.
« Les vins de Chypre offrent en été, ou lorsqu'ils
« sont un peu échauffés, un bouquet bien plus
« agréable qu'en hiver. Lorsqu'en le versant ce vin
« dépose quelques parties huileuses contre les pa-
« rois du verre, c'est une preuve de sa vétusté;
« s'il ne le fait pas, il est jeune et clarifié par
« l'art. L'île de Scio fournit considérablement de
« vins de malvoisie et de muscat au Levant et à
« l'Italie. Les vins de malvoisie et muscats de l'île
« de Candie ne le cèdent guères au vin de Chypre;

« il y en a même parmi les premiers qui sont meil-
« leurs et d'un goût plus délicat que le dernier.
« L'île de Samos fournit beaucoup de muscat rouge
« et blanc. Le vin de Santorin a beaucoup de feu,
« et ressemble au vin du Rhin. La Tauride pro-
« duit des vins blancs exquis, que l'on expédie en
« grand nombre. Les sortes provenant du canton de
« Soutay offrent des vins forts et semblables à des
« vins de liqueurs ; les autres, au contraire, sont
« légers : mais les vins tauriques ne supportent
« point le transport sur mer, et ne sont, par ce mo-
« tif, connus que dans le commerce avec la Russie. »

De l'usage thérapeutique et des effets des vins de Turquie.

Au moyen de leurs parties constituantes, ces vins agissent particulièrement sur la sensibilité des organes digestifs, et de là sur tout l'organisme. Les vins de Grèce sont particulièrement indiqués dans les maladies caractérisées par une grande faiblesse des nerfs et le défaut de nutrition. C'est pourquoi nous emploîrions volontiers les vins de Chypre dans toutes les atrophies où le système glandu-leux est surtout affecté : mais nous ne conseillons point de faire usage dans la pratique des vins *cuits;* il faut les ordonner tels que la nature nous les présente. Nous indiquerions, mais avec prudence, le vieux vin de Chypre dans la phthisie suppurante, surtout s'il s'y joint une grande faiblesse et manque d'appétit; de plus dans toutes les maladies vénériennes, qui ont déjà duré quelques mois, où les malades sont déjà très-affaiblis, et auxquels cependant on ne peut se dispenser de prescrire les oxides mercuriels doux : dans ce cas on peut administrer le vieux vin de Chypre conjointement avec les médicamens. On peut encore s'en servir dans le cas d'amaigrissement considérable du corps, après les salivations : on l'administrera dans une gelée de mousse d'Islande; le malade boira en outre ce vin pur à midi et le soir, à la dose d'un ou de deux gobelets. Ce même traitement convient encore dans les maladies mercurielles, ainsi que dans la convalescence de ces maladies; dans toutes les fièvres hectiques, qui ne sont point excessives; après des avortemens ou des accouchemens laborieux, accompagnés d'une grande perte de sang; après la fièvre puerpérale, surtout quand les sujets sont très-affaiblis; enfin, dans les suppurations chroniques, et dans les ulcères atoniques incurables et phagadéniques des pieds, accompagnés d'une cachexie générale de l'organisme; dans la consomption dorsale, quand elle provient des excès dans les plaisirs de l'amour, ou qu'elle survient, après une longue contention d'esprit chez les savans, avec une extrême débilitation du corps et de l'esprit. Il convient dans ces cas d'ordonner le vin de Chypre avec le jaune d'œuf, ou comme vin de table, mais seulement en petites doses.

Dans ce cas l'on pourrait aussi employer le vin de Capo d'Istria, connu sous le nom de *Prosecker Rheinfall*, au sujet duquel HOFFMANN s'exprime dans les termes suivans : *Dulce est, caput non petit, nec mentem percellit, odore suave, fulvo nitens colore. Huic Plinius adscribit, quod Livia Augusta 82 annos attigerit, cum alio vino non fuerit usa. Excellens quoque vinum est, quod non adeo procul a Vicentia progignitur et Marciminum dicitur; podagricis præ ceteris innoxium esse perhibetur.*

En un mot, tous les vins purs et généreux de la Turquie, dont il a été question, sont, à notre avis, indiqués dans toutes les convalescences où les maladies ont laissé après elles une grande faiblesse et une maigreur considérable, et où surtout la sensibilité et la nutrition ont souffert. Mais on ne saurait assez recommander en même temps aux convalescens l'exercice en plein air et un régime convenable. Employés de cette manière, les vins de Samos et autres sont pareillement indiqués.

Nous manquons d'observations suffisantes relativement aux autres vins de Turquie ; c'est pourquoi nous en abrégeons l'article, nous contentant de citer un passage du célèbre praticien FRÉDÉRIC HOFFMANN, qui recommande, dans les termes suivans, l'emploi des vins aux médecins :

Vinum enim, uti antea dixi, est universale evacuans; nam per alvum, urinam et sudorem pellit : vinum est optimum stomachicum. Sacra etiam scriptura teste, ad calorem et tonum ventriculi concurrit; est optimum aperitivum, sanguinem depurans, quoniam per intensiorem sanguinis motum, emunctoria recludendo, separat scorias cujuscunque naturæ et generis excrementias : unde nullum dubium, quin in malo hypochondriaco, in debili tabe ventriculi, cachexia, hæmorrhoidum suppressione, tumore et obstructione hepatis et lienis, in calculo renum et vesicæ, in arthritide frigida, catarrhosis variisque defluxionibus, rheumatismis, lassitudine et gravitate corporis, ingenio et memoria debilitatis, auditus gravitate, visus hebetudine, sensus ac motus ex defectu spirituum et nervorum imbecillitate, in venere virorum depressa ac sterilitate fœminarum, et quacunque frigida morbosa corporis intemperie senes pituitosos et serosos exercente, vini cura præservationis causa instituta, omnibus thermis, acidulis, aliisque remediis et curis longe multumque sit præferenda. Certe si mortales scirent, quantæ virtutes medicamentosæ a benedicto naturæ parente inditæ essent huic liquori, non inciderent ita in morbos, neque tanta pharmacorum ingratorum vel etiam medicorum copia egerent.

CHAPITRE X.

Des vins de dessert connus sous le nom de vins de liqueurs.

L'on nomme vins doux, ceux qui sont tellement saturés de matière sucrée, que la fermentation ne peut entièrement la décomposer ; dans lesquels, après que la fermentation est achevée, il reste encore une forte quantité de matière sucrée non décomposée, et qui lui donne cette consistance visqueuse, ce goût agréable, doux et suave, qui plaît tant aux gourmets.

Il y a deux sortes de vins doux :

1.º Les *naturels,* c'est-à-dire, ceux qui sont le produit naturel du moût ;

2.º Les *artificiels,* qui sont produits par une espèce de concentration de la matière sucrée des raisins. Tels sont les vins de Hongrie, connus sous le nom de *première goutte,* et les vins de paille français.

De tous les vins de liqueur, le plus délicat, le plus célèbre et le plus cher, c'est, sans contredit, le vin de Tokay : la première qualité de ce vin est ce qu'on appelle *l'essence.* On l'obtient par le procédé suivant : on jette les raisins fanés et à moitié desséchés dans un tonneau qui a un fond troué ; on en recueille le jus qui en découle sans autre pression que celle du propre poids des raisins accumulés. Mais, si ces mêmes raisins sont encore une fois arrosés de moût et que le jus en soit exprimé à l'aide de la main, on en retire le vin connu sous le nom de *Masslach.*

Le vin ordinaire de Tokay est tiré des raisins par les procédés ordinaires. Relativement à la qualité, l'espèce dite *première goutte* suit immédiatement après l'essence, et c'est celle que l'on expédie à l'étranger. On le prépare de la manière suivante : on couche les raisins sur la paille ; on les sèche à demi (afin que les parties aqueuses s'évaporent et que la matière sucrée se concentre); alors seulement on les pressure. On suit le même procédé, dans différentes contrées et principalement en Alsace, pour préparer l'excellent vin de paille.

De tous les vins du monde, le Tokay, tant *l'essence* que *la première goutte,* est le premier. *Il est riche en matière sucrée et en alcohol; il possède un goût de terroir si aromatique que le fameux marasquin de Zara peut seul lui être comparé ;* outre cela, il se conserve avec une facilité qui résiste au temps et à tous les climats : qualités extraordinaires dans un vin doux.

Parmi les autres vins doux fort délicats de Hongrie, l'on range la *première goutte* de Menisch : après cette qualité vient immédiatement la *première goutte* de S. George.

Le célèbre vin blanc et rouge du Cap, connu

sous le nom de *Constantia*, qui croît au Cap de Bonne-Espérance, est extrêmement rare et cher; la mesure s'en vend sur la place de 950 à 1000 florins.

Les vins de Madère et de Malvoisie sont exquis, doux et fortifians pour l'estomac : le dernier est le plus cher.

L'on compte encore parmi les vins de liqueur, ceux de Chypre, les vins muscats de Samos, de Scio et de Rivesaltes en Roussillon, que l'on appelle aussi le Tokay de la France : il est extrêmement délicat. Il faut y rapporter de plus les deux célèbres vins rouges et doux d'Espagne, savoir, l'Alicante et le Malaga, ainsi que les vins de Lunel et de Frontignan, si recherchés dans le commerce. Ces derniers croissent en Languedoc, et ce sont les plus agréables de tous les vins doux; ils sont à peu près égaux en qualité et en prix, et conviennent parfaitement pour vin de dessert, ou pour le déjeuner : ils abondent en spiritueux, en sucre et en arome. A l'âge de deux ans ils ont atteint le plus haut degré de perfection ; ils offrent alors quelque chose de doux et de laiteux, qu'ils perdent en vieillissant. Le gluten se précipite, et il se décompose une plus grande quantité de sucre, ce qui augmente l'alcohol : les vins deviennent plus forts, mais ils perdent leur arome.

La meilleure manière de conserver les vins de

liqueur, est de les tenir couchés en bouteilles, sur le sable, dans une cave bien fraîche. Ils sont, d'après Servière, tous sur-saturés de sucre; il a vu lui-même du sucre se cristalliser dans des bouteilles de Lunel et de Frontignan. La chaleur y renouvelle souvent la fermentation, les trouble, et les fait mousser au point que les bouteilles en éclatent.

Comme ils contiennent du sucre en état de solution, ils sont calcinés, et par conséquent spécifiquement plus pesans que l'eau, en sorte qu'ils ne peuvent être soumis à l'épreuve de la pesanteur spécifique proposée par Servière : ils tombèrent au fond de l'eau, lorsqu'on en voulut faire l'essai, et ils restaient dans la petite fiole, au lieu de monter, lorsqu'on la plaçait dans un verre d'eau. Nous reviendrons plus bas sur cette manière d'éprouver le vin.

Des effets et de l'usage thérapeutique des vins de liqueur.

Quoique nous ayons déjà parlé de quelques-uns de ces vins, nous croyons cependant nécessaire d'ajouter encore quelques observations relatives aux effets du vin de Tokay, de l'essence, du Masslach, et du vin de Tokay ordinaire. Le Tokay flatte agréablement l'estomac, réveille la sensibilité, augmente les battemens du pouls, répand une douce chaleur sur tout le corps, et produit la gaieté et la sérénité de l'ame. S'il est pur et naturel, on peut l'appeler le *roi des vins*. Il restaure les forces, et ramène la vitalité. Mais il faut se garder de l'employer dans les inflammations considérables. Nous avons administré la qualité de ce vin connue sous le nom d'*essence*, dans les cas suivans; savoir :

1.° Dans les maladies où les forces vitales commençaient à s'affaisser considérablement, où le pouls était lent et petit, la voix balbutiante : par exemple, dans la seconde période de la fièvre nerveuse, lorsque la faiblesse était très-considérable, que la fièvre avait cessé, et que le système nerveux était fortement ébranlé; qu'on remarquait des spasmes violens, des soubresauts dans les tendons, des excrétions involontaires d'urines et d'excrémens; que la peau était sèche au toucher; que les malades n'avaient que peu de soif; que le délire était plutôt calme que violent; que les assoupissemens alternaient, et que les malades étaient menacés d'une apoplexie nerveuse. Dans ces circonstances les vins doux, généreux, étaient en général indiqués : mais la première qualité de Tokay y est surtout d'une grande efficacité. Il faut en faire prendre au malade toutes les deux heures, d'une demi-cuillerée à une cuillerée entière, alternativement avec du musc, du camphre, des infusions de serpentaire, de valériane, et l'éther sulfurique. Nous remarquâmes surtout son influence vers l'onzième ou le quatorzième jour de la fièvre nerveuse, lorsque la diathèse inflammatoire était passée, que le pouls était rallenti, mais que le système nerveux souffrait encore.

2.° Dans les diverses espèces d'asthme, tant humide que sec, lorsque cette maladie prend le caractère d'une affection chronique des poumons, sans qu'elle soit jointe à une maladie du cou ou de la poitrine, à une pneumonie, ou à un vice organique du cœur, et lorsqu'il n'existe point en même temps une pléthore générale, ou de fortes congestions du sang vers les poumons; mais que l'asthme est goutteux ou scrophuleux, et que l'on peut soupçonner des tubercules; ou, enfin, lorsqu'il s'agit de l'asthme spasmodique convulsif ou même paralytique.

Outre les moyens curatifs indiqués, l'un des premiers est l'essence de Tokay, prise à la dose d'un demi-verre ou d'un verre entier par jour. Nous ne pouvons nous dispenser de faire aussi connaître le mélange suivant, que nous avons employé avec le plus grand succès dans ces sortes d'asthme, et au moyen duquel nous avons même quelquefois réussi à délivrer entièrement le malade de son asthme, quand celui-ci était la suite de l'affaiblissement de la sensibilité dans les poumons, ou d'un amas de glaires qui s'y rencontrait, ou d'une pneumonie ataxique, jointe à une hydropisie de poitrine. L'on fait infuser une ou deux onces de tabac d'Hollande (knaster) dans douze à treize onces d'essence; ou, si l'on ne peut s'en procurer, dans du Masslach, ou, à défaut de celui-ci, dans du bon Tokay ordinaire : on met ce mélange dans la cave, où on le laisse huit à dix jours; après quoi on le filtre et on l'exprime bien. Toutes les deux ou trois heures le malade en prend une cuillerée, et, après un usage de douze jours, une cuillerée et demie toutes les trois heures, pour tout médicament. Dans certains cas nous avons donné le matin un demi-verre, à quatre heures après-midi, un autre demi-verre ou même un verre entier de ce vin de tabac; dans les intervalles on administrait les autres remèdes indiqués. Ce mélange fut entre autres d'un grand secours à un vieillard de soixante-douze ans, attaqué d'une hydropisie de poitrine. Nous allons tracer ici une esquisse de cette maladie intéressante.

M. le capitaine de B., habitant sa terre de R., près de Naumbourg, petit homme, d'une constitution faible, avait été attaqué, vingt ans auparavant, d'une péripneumonie, dont il avait dû la guérison aux lumières et à l'expérience de M. le conseiller aulique HEIM, de Berlin. Cependant il était toujours un peu asthmatique depuis cette époque, et il fut attaqué, en 1813, d'un catarrhe violent avec expectoration, qui augmenta beaucoup la dyspnée. Le catarrhe, comme le racontait le malade, fut supprimé par les soins de son médecin ; mais aussitôt après cette maladie il se forma une hydropisie de poitrine : le malade enfla depuis les pieds jusqu'à la ceinture ; la difficulté de respirer alla jusqu'à l'étouffement ; l'appétit et le sommeil disparurent ; une toux sèche et sans expectoration tourmentait cet infortuné ; il ne pouvait se coucher sur le côté, mais il était obligé de se tenir sur son séant dans son lit ; il était extrêmement affaibli, et pouvait à peine se soutenir. Son médecin continua à le traiter dans cet état, et employa tous les moyens indiqués par l'art pour calmer les souffrances du malade et le délivrer de cette dangereuse maladie ; mais, depuis la scille jusqu'à la digitale pourprée, tout fut infructueux. Les vésicatoires, les cautères ne produisirent aucun soulagement ; l'enflure des pieds augmentait à vue d'œil, et le malade courait risque d'étouffer. Dans ce moment critique je fus consulté. C'était un jour de Janvier : le froid était excessif, le ciel pur et sans nuage ; le vent du nord soufflait, et la constitution générale portait le caractère inflammatoire. Je trouvai le malade dans une extrême faiblesse ; la respiration était courte, le visage livide, les yeux sortis de leurs orbites ; l'albuginée était enflammée, et les vaisseaux gorgés de sang. Le pouls était petit, mais régulier ; la langue chargée de mucosités blanches et jaunâtres ;

les pieds enflés et froids au toucher ; l'haleine
courte, et la dyspnée exaltée jusqu'à l'étouffement.
La peau était sèche et brûlante ; l'urine ne coulait
qu'avec peine, et avait une couleur de paille, avec
un dépôt blanc, glaireux ; le ventre était dur et
serré. C'est dans cette triste position que je trouvai le malade, et je crus fermement qu'il n'avait
plus deux jours à vivre. Cependant j'ordonnai
aussitôt le médicament suivant :

  ℞. *Herb. uv. urs.*, une once ;
    Rad. bryon., demi-gros ;
    Coq. in aq. font., huit onc. *ad resid.* quatre onces ;
    Colat. add. Spir. nitr. dulc., un gros et demi ;
    Syr. absinth., une demi-once. *M. D. S.*

à prendre alternativement toutes les deux heures
avec le vin de Tokay susmentionné, préparé avec
le tabac ; pour apaiser la soif, je faisais boire une
décoction d'*uva ursi* avec des grains de genièvre
grillés, mêlée d'un peu de vin de Tokay. J'ordonnai en même temps des frictions spiritueuses
sur la poitrine, entre les épaules, sur les plantes
des pieds et dans le creux des mains.

  En voici la formule :

  ℞. *Spirit. terebinth.*, deux onces ;
    — *formic.*, demi-once ;
    — *sal. ammoniac. caust.*, trois gros ;
    Tinct. canthar., un gros ;
    — *thebaic.* ; *ol. anthos, ana* une once ;
    Naphth. vitriol., une once.

  M. D. S. pour frictions à faire trois fois par jour.

A peine le malade eut-il fait usage pendant deux jours de ces médicamens, qu'il sentit plus de chaleur dans les pieds, l'urine coula plus abondamment, la dyspnée cessa; au troisième jour il revint un peu de sommeil et d'appétit au malade. Celui-ci continua exactement et pendant quinze jours ces médicamens, et je remarquai, à ma grande satisfaction, qu'il allait journellement de mieux en mieux. Cependant l'enflure des pieds ne cédait pas encore entièrement; mais tous les autres symptômes fâcheux avaient disparu : le malade pouvait se coucher, sans plus être obligé de passer les nuits entières assis dans son lit. Je supprimai alors la décoction d'*uva ursi*, de bryoine, et je me bornai à prescrire le vin de tabac, toutes les trois heures deux cuillerées. Outre ce remède, je fis boire au malade, pendant le dîner, un à deux verres d'excellent Madère; mais le soir, et pour étancher la soif pendant la journée, je fis continuer la boisson précitée, et répéter régulièrement les frictions. Par cette méthode on vit disparaître l'œdème des pieds au bout de trois semaines, et la difficulté de respirer diminua successivement. L'appétit revint au malade, et au bout de six semaines il fut entièrement guéri de l'hydropisie de poitrine. Mais, comme il subsistait encore une très-grande faiblesse, je lui fis boire, au lieu du vin de Madère pour lequel il avait pris du dégoût, un à deux verres de

bon vin de Würzbourg, et je prescrivis, comme for-
tifiant, une décoction de quinquina et d'*uva ursi,*
avec l'élixir de Whytt, l'esprit de nitre dulcifié, et
la teinture d'écorce d'oranges, à prendre quatre
fois par jour une cuillerée.

On continua les frictions matin et soir, et le malade évitait la bière et les mets indigestes. C'est ainsi
qu'il fut délivré de sa maladie. Cependant je n'ai pu
parvenir à faire disparaître totalement la difficulté de
respirer : ce qui me fait soupçonner des adhérences
entre la plèvre et les poumons, d'autant qu'il n'a
toutes les nuits que deux ou trois heures de sommeil. Néanmoins, jusqu'à ce jour, il est délivré de
l'hydropisie de poitrine, et l'œdème a totalement
disparu.

3.° Dans la phthisie nerveuse, lorsqu'elle a été
occasionée, soit par des évacuations opiniâtres,
soit par des mouvemens de l'ame qui ébranlent
le système nerveux, comme des peines et des chagrins profonds ; ou lorsqu'elle est survenue après
des maladies chroniques, des accès de goutte, surtout lorsqu'ils étaient accompagnés d'insomnie ;
enfin, lorsqu'elle provient d'une forte contention
de l'esprit, ou d'exercices violens du corps.

Il faut, dans ces circonstances, commencer
par éloigner les causes qui pourraient entretenir
la maladie, et prescrire un régime nourrissant
et d'une facile digestion pendant l'usage des re-

mèdes. Que le malade boive alors tous les jours un ou deux gobelets de l'essence, ou, s'il ne peut s'en procurer, *de Masslach de la première goutte*. Si cependant l'on ne pouvait trouver de ces bons vins de Hongrie, on pourrait y suppléer par la Malvoisie ou le Try-Madeira. Il n'est pas inutile d'employer en pareils cas des bains aromatiques avec de bons vins, légers, de France, surtout lorsque cette phthisie nerveuse est la suite d'excès dans les plaisirs de l'amour. Les vins de paille de France méritent aussi d'être recommandés, et peuvent être administrés à ces sortes de malades à la dose de deux ou trois gobelets par jour.

4) Dans la consomption dorsale ou ischiatique. Cette maladie, si commune de nos jours, qui s'observe dans les deux sexes, et qui provient chez les hommes de la trop fréquente émission de la semence, de l'onanisme, ou d'un coït trop fréquent, et chez les femmes de la masturbation, doit être traitée par le médecin avec la plus grande attention : elle exige aussi beaucoup de patience de la part du malade ; car elle dure souvent des années entières, surtout lorsqu'il ne peut facilement renoncer à l'habitude du vice.

Le médecin doit alors chercher à attirer avec délicatesse et bienséance l'attention du malade sur les suites affreuses de ce vice hideux, et employer l'empire de la raison pour l'en détourner : car, à moins d'y renoncer entièrement et à jamais, l'on ne peut espérer une guérison rationnelle et permanente. Les vins de Tokay, et *leur première goutte*, sont, il est vrai, indiqués dans cette maladie; mais il faut les prescrire avec beaucoup de prudence, car leur emploi pourrait devenir plus nuisible qu'utile. Il faut commencer par de très-petites doses, pour ne pas irriter encore davantage l'imagination et les parties sexuelles des malades, et les porter ainsi à se livrer de nouveau à leurs honteuses habitudes. On n'en prescrira d'abord qu'un, deux, au plus trois cuillerées à soupe par jour. Si chez quelques individus les organes digestifs étaient fortement attaqués, et qu'ils éprouvassent une faim extraordinaire, des oppressions à l'estomac, des flatuosités après la digestion, ou la diarrhée, il faudrait, au lieu de vin de Hongrie, employer le Try-Madeira; ce n'est que lorsque ces symptômes auraient disparu, qu'il faudrait recourir à l'*essence*, à la *première goutte*, ou aux vins ordinaires de Tokay, et l'on pourrait même faire usage des Tokay de France.

5.° Dans le marasme sénile. Cette maladie, résultat naturel et si fréquent de l'âge, paraît ordinairement accompagnée d'une grande faiblesse des organes digestifs et nutritifs; souvent elle est la suite du rétrécissement ou de l'oblitération des vaisseaux capillaires, d'une sécheresse morbifique des organes de la nutrition : d'où l'on peut facilement expliquer l'extrême maigreur des sujets. Pour dissiper le mal, ou au moins dans la vue de guérir le marasme pour quelques années, il faut que celui-ci cherche à éviter toutes les influences nuisibles à l'esprit ou au corps. Il faut qu'il observe un régime convenable à son état, c'est-à-dire, nourrissant et d'une facile digestion, et qu'il fasse usage des bains martiaux, ainsi que des bains de lait pur et sans mélange. Indépendamment de ces moyens, nous avons toujours remarqué que les vins vieux et généreux produisaient d'excellens effets dans ces maladies ; et l'expérience nous a prouvé que surtout les célèbres vins de Tokay, notamment l'*essence* et la *première goutte,* et après eux le vin vraiment céleste du Cap, amenaient des résultats étonnans. Nul autre vin n'opérait si puissamment, et plusieurs fois nous avons eu le bonheur de conserver encore les malades pendant trois ou quatre ans par le seul usage de ces vins précieux. On en fera prendre le matin un petit gobelet, à dîner deux gobelets ordinaires, à souper un gobelet, et pendant la journée le malade boira de l'eau minérale de Geilnau, mêlée d'un peu de vin de Samos ou de Lunel. Ces vins, ainsi que l'usage du phosphore, sont les seuls et les plus sûrs moyens curatifs que possède l'art de guérir, et nous pouvons dire avec TIRELLUS, dans son Histoire du vin : *Vina sustentant firmos, erigunt lapsos, cohibent cadentes; vina edunt miracula : non extracta, non lapides, non quintæ essentiæ, nomina fabulosa, non boli, non pilulæ argenteæ, aureæ, aut gemmæ, plebis deceptiones, incantamenta marsupii, vituperia sapientiæ, medicinæ opprobria. Vina autem calidi innati vera pabula sunt, certissimaque alimenta. Hæc igitur celebranda elogiis vestris, encomiastico cantu : hæc severiori disciplina in usum vitæ percolenda, in ægrotantium commodum danda.*

6.° Dans l'hydropisie de poitrine et dans celle du péricarde, lorsqu'elles attaquent les vieillards chez lesquels le système lymphatique se trouve dans un état de faiblesse; lorsque ces maladies se sont formées à la suite d'un refroidissement ou par l'effet du chagrin, et qu'elles ne dépendent pas d'un vice organique, comme d'un squirre ou d'une désorganisation au foie, aux glandes ou autres viscères. Le pouls et les signes commémoratifs de la maladie doivent nous éclairer à cet égard. Outre les médicamens appropriés, l'on fera boire à ces vieillards malades tant *l'essence* que *la première goutte,* ou le vin ordinaire de Tokay : le vin de tabac, que j'ai recommandé ci-dessus, a pareillement produit de très-bons effets dans l'hydropisie de poitrine. Si la digestion est troublée, l'on peut aussi faire usage de Madère et de Malvoisie, au

lieu des vins nobles de Hongrie. EPIPHAN. FER-
NANDUS, dans son Histoire de la médecine, fait
déjà l'éloge de ces vins dans les hydropisies ; il
dit : *Asciticos solo malvatici vini usu cura-
tos.* Que les malades en prennent, trois ou quatre
fois par jour, un gobelet, et qu'ils augmentent
progressivement cette dose.

7.° Dans toutes les maladies qui affectent, directement ou indirectement, l'estomac et le canal intestinal, comme, par exemple, dans la lienterie,
s'il n'existe pas de vice organique dans la rate,
dans le foie ou le pancréas, mais si la maladie est
idiopathique. Dans ce cas il faut joindre à l'usage
des remèdes les mieux choisis celui du vin, et il
faut conseiller les vins les plus fortifians, pour
augmenter les effets des remèdes.

Nous avons trouvé *l'essence* et *le Masslach* de
Hongrie d'une grande efficacité dans la lienterie,
et nous ne fîmes pas un usage moins avantageux du
vin du Cap, à l'égard d'une dame de quarante ans
qui était attaquée de ce mal. En d'autres circonstances, où il nous fut impossible de nous procurer ces sortes de vins, nous y substituâmes du
muscat rouge de Samos, et les malades se louaient
extrêmement de ce vin, qui leur causait une
agréable chaleur dans la région de l'estomac, et
qui, en même temps, faisait céder la tristesse à
la gaieté. L'on peut encore les remplacer par le

Try-Madeira et le vieux Malaga, ou l'Alicante rouge doux; mais que l'on se garde du Lunel et du Frontignan, qui, par l'abondance de leur matière sucrée, augmenteraient les évacuations pendant l'usage des remèdes, et causeraient même quelquefois des coliques.

On administrera les vins sus-indiqués plusieurs fois par jour, chaque fois le matin la moitié d'un petit verre, et ensuite un petit verre entier.

Dans le flux céliaque. Les vins de Madère et de Malaga sont les plus recommandables dans cette maladie : de tous les vins de liqueur ils nous ont paru les plus efficaces. Mais il ne faut pas se borner à leur usage interne; il faut encore les employer extérieurement, en les faisant servir à des frictions sur tout le corps quatre à cinq fois par jour.

Dans le flux hépatique. Dans cette maladie, qui tient ordinairement à des obstructions dans le foie ou à un épanchement de la bile, et qui affaiblit singulièrement le corps, nous avons prescrit, avec un succès particulier, outre les autres remèdes indiqués, les vieux vins de Madère et de Malaga. Le vin rouge du Cap ne réussirait pas moins dans ces sortes de maladies ; mais il est très-difficile de s'en procurer.

Les vins de Tokay, tant *l'essence* que *la première goutte*, et les vins ordinaires, ont toujours eu un succès égal dans cette maladie.

Pendant la convalescence, à la suite des trois maladies des organes digestifs dont nous venons de parler, il faut faire prendre ces vins avec de l'eau de Pyrmont. Nous conseillons aussi aux gens de l'art d'employer en même temps des bains tièdes aromatiques ou de drêche, et de n'y laisser le malade qu'une demi-heure au plus. Nos expériences multipliées nous ont suffisamment démontré que la guérison de ces sortes de maladies avançait beaucoup plus rapidement quand l'usage des bains était combiné avec celui des autres moyens enseignés par l'art, et qu'elle éprouvait un extrême retard, lorsque les localités, les caprices ou la pusillanimité du malade, s'y opposaient. Les bains d'ailleurs doivent toujours être composés suivant la nature de la cause morbifique. Si ces maladies reconnaissent pour cause la goutte ou des métastases, il sera très-avantageux de combiner les bains aromatiques avec des bains de foie de soufre : on prescrira, dans cette vue, les autres moyens, ainsi que le régime convenable.

8.° Dans la gangrène qui se manifeste à quelque partie du corps par suite d'une extrême faiblesse, surtout dans le système musculeux et nerveux, n'importe que ce soit la gangrène sèche ou l'humide. Lorsqu'il s'y joignait une fièvre énervante, qui occasionait une prostration complète des forces ; que le pouls était petit, inégal, fréquent ou intermittent; que les extrémités devenaient froides; que l'on observait des tremblemens, des convulsions, du délire, des soubresauts dans les tendons, des sueurs froides, de la somnolence, etc., nous avons obtenu de grands secours des vins de Masslach, du vieux Madère et du Malaga, indépendamment des autres médicamens indiqués et du traitement chirurgical.

Lorsqu'en l'année 1806 l'on vit régner la gangrène d'hôpital, nous employâmes, avec un succès plus grand encore, les vins vieux de Würtzbourg et du Rhin. L'on peut consulter à ce sujet les écrits classiques de DUSSAUSSOY, de WHITE, de KIRKLAND, de RICHTER, de THEDEN, etc., et surtout de RENARD.

9.° Dans toutes les convalescences où il subsiste une grande faiblesse, où les forces de l'organisme ne reviennent que fort lentement, nous ne saurions assez louer les effets des vins de Hongrie et du généreux Madère, notamment après la dysenterie, après la phthisie pituiteuse, les maladies vénériennes, après la salivation. Pendant et après les maladies mercurielles, on peut faire boire aux convalescens du Masslach, le Menisch ou la première goutte de Saint-George. L'on peut aussi faire usage des Rivesaltes du Roussillon, des vins rouges et doux d'Alicante, et des vieux vins purs de Malaga.

10.° Dans les hémorrhoïdes, lorsqu'elles se sont formées à la suite de causes affaiblissantes, comme, par exemple, les purgations drastiques, après des passions tristes ou des tensions trop fortes de l'esprit ; après de fréquentes veilles ; à la suite d'un état gastrique ou nerveux, de la goutte chronique et nerveuse ; s'il n'existe point de pléthore abdominale, mais si les hémorrhoïdes proviennent plutôt d'une inertie des vaisseaux du bas-ventre ; si les sujets sont faibles, s'ils se plaignent d'avoir les extrémités froides ; lorsque leur pouls est petit, variable ou ondulent ; s'ils ont l'air de la famine et de l'envie personnifiées ; s'ils se plaignent de flatuosités, de manque d'appétit ; s'ils ont été adonnés à l'onanisme, ou s'ils se sont livrés à des excès dans les plaisirs de l'amour, qui les ont affaiblis au point qu'ils ont contracté le dégoût de l'existence ; s'ils se plaignent en même temps de migraine, de vertiges, de faiblesse de là vue et des sens.

Dans cet état du corps, que les hémorrhoïdes soient coulantes ou non, les vins doux et généreux sont justement indiqués : leur application nous a paru particulièrement utile, lorsqu'aux symptômes annoncés il se joignait des anxiétés et un asthme passager.

Nous ordonnions alors, avec un succès visible, un régime facile à digérer, le mouvement en plein air, et tous les jours deux à trois verres de vin de Try-Madeira, ou les vins ordinaires de Tokay, depuis une demi-bouteille par jour, jusqu'à une bouteille entière. Nous ne pouvons nous dispenser de remarquer que ces vins agissaient bien plus efficacement sur les malades qui pouvaient quitter le lit et prendre de l'exercice, soit dans l'appartement, soit au grand air.

L'usage des vins de dessert est aussi fort utile dans plusieurs maladies d'enfans, ainsi que nous l'avons déjà remarqué.

Indications des vins de dessert dans plusieurs maladies d'enfans.

Les enfans sont sujets à un grand nombre de maladies, tant primaires que secondaires, qui portent le caractère d'une faiblesse générale ou locale, et qui réclament un prompt secours de la part du médecin.

Mais malheureusement l'expérience nous a prouvé que beaucoup d'enfans ne peuvent être engagés à prendre des médicamens ni par la voix de la persuasion, ni par les promesses les plus séduisantes. Dans ces circonstances, les parens et la famille implorent les secours du médecin, les yeux baignés de larmes, et ils attendent, avec une douloureuse impatience, que l'objet de leur tendresse soit délivré des souffrances qui l'accablent. C'est alors que le médecin doit réunir tous ses efforts pour sauver la vie d'un être si chéri, et il ne lui reste plus que d'avoir recours aux vins les plus généreux, si toutefois ils sont indiqués ; les enfans les prennent non - seulement avec plaisir, mais souvent ils les demandent avec instances. C'est le seul moyen de les arracher à une mort certaine.

On peut employer les vins de dessert dans les maladies suivantes :

1.º Dans la rougeole, surtout dans l'espèce que JAHN nomme *rougeole asthénique*, caractérisée par une faiblesse extraordinaire du système nerveux, ou par une dégénérescence dans le sang et les humeurs, et quand, à cette époque, il règne des épidémies de fièvres putrides, où ordinairement la rougeole contracte le caractère de la maladie régnante.

Les signes inflammatoires, tels que le pouls plein ou ondulent, ne se remarquent point dans cette espèce de rougeole. La maladie est irrégulière dès son principe : l'éruption paraît avec abondance, aussitôt après le second jour de la fièvre ; elle est ou pâle ou noirâtre : les taches sont confondues, grandes et petites, mêlées de pétéchies et d'éruption miliaire, quelquefois aussi de taches de rougeole ; elles causent une grande démangeaison et des chaleurs insupportables. Tantôt elles sont d'un rouge foncé, tantôt mêlées de taches blanchâtres, surtout autour des ailes du nez.

Les malades sont tristes et inquiets ; ils s'agitent dans leur lit ; la fièvre est continue ; la chaleur considérable, sèche et brûlante ; la tête est prise, chaude et douloureuse ; la langue sèche et souvent très-rouge ; l'appétit manque ; la soif est inextinguible ; les glandes du cou se gonflent ; la déglutition se fait avec peine ; la respiration est gênée ; la toux est sèche et rauque ; l'urine est rare, d'un brun rouge, limpide, ou d'un rouge cramoisi.

Ces symptômes augmentent, dans le courant de la rougeole, plutôt qu'ils ne diminuent, et les taches pâlissent irrégulièrement après le huitième jour. Souvent, dans le courant de la maladie, l'on croit remarquer deux ou trois jours d'une amélioration apparente : mais bientôt l'illusion disparaît, la toux augmente ; la fièvre, ainsi que l'inquiétude et les angoisses, redoublent ; il y a des momens d'etouffement et un véritable asthme aigu, qui devient souvent mortel.

Si cette catastrophe n'est pas suivie de la mort, il survient le plus souvent une sueur critique, des urines troubles, et cette crise salutaire amène la convalescence.

Il y a encore une autre espèce de rougeole

très-susceptible de tromper le jeune médecin, et qui peut devenir aussi dangereuse que celle dont nous venons de parler.

Dans cette rougeole la fièvre est peu intense, la faiblesse et l'abattement sont très - considérables dès le commencement de la maladie ; l'éruption languit, elle paraît inégalement par groupes et d'une couleur pâle ; elle disparaît, et revient bientôt, mais elle est plus forte aux extrémités qu'au visage ; il survient des évanouissemens, des vomissemens et des diarrhées affaiblissantes. Les malades parlent dans le délire. La toux devient humide ; la langue est sale ; le pouls irrégulier, tantôt petit et fréquent, tantôt ondulent ; l'urine est plus souvent claire, que foncée, laiteuse et trouble. La desquamation se fait avec irrégularité ; il se fait des métastases, et il est très-souvent difficile de sauver la vie au malade.

L'expérience des plus grands médecins, tels que W. WEDEL, ROSENSTEIN, HUFELAND, JAHN, GOELIS, HENCKE et REIL, confirme l'opinion que, dans cette espèce de rougeole, les poumons sont gravement affectés ; et, d'après notre propre expérience, cette affection est plutôt de nature nerveuse et paralytique qu'inflammatoire, surtout si cette rougeole n'est pas bien soignée à l'époque de la desquamation, ou que d'autres causes nuisibles influent sur le malade, notamment sur les poumons, et donnent lieu à des rechutes. Dans aucune époque de la rougeole nous ne saurions autant recommander de fixer son attention sur les poumons et sur la peau que dans celle de la desquamation ; et dans les deux espèces de rougeole dont nous venons de parler, aucune espèce de vins n'a produit de meilleurs effets que les vins de dessert.

Ils sont particulièrement indiqués dans les cas où le danger et le degré de la maladie exigent l'usage du musc, du camphre et du phosphore ; où il faut administrer au malade des éthers, des infusions de valériane, de serpentaire, de calamus, de fleurs d'arnica, associés aux éthers ou aux acides dulcifiés, et lorsqu'on s'est bien convaincu qu'il n'existe point d'inflammation ni d'hémorrhagie, mais une faiblesse générale, et une altération chimique dans les humeurs, qui sont la cause de la rougeole. Cependant, il ne faut pas encore recourir à cette méthode curative et à l'usage du vin dans la première ni dans la seconde époque de la maladie ; et nous sommes entièrement de l'avis de BOERHAAVE, FR. HOFFMANN et J. BROWN, que dans ces périodes la rougeole est ordinairement de nature inflammatoire, et qu'elle demande un traitement antiphlogistique, modifié suivant les individus et les circonstances, et suivant que la diathèse inflammatoire prédomine dans tel ou tel système. Mais il peut y avoir des rougeoles épidémiques qui, dès le commencement de la maladie, offrent un caractère décidément putride, et dans ce cas, il faut administrer les vins généreux dès le second ou troisième jour.

Dans les deux espèces de rougeole dont nous avons parlé ci-dessus, les vins de *Tokay*, dits l'*essence*, la *première goutte*, et les vins de Tokay ordinaires, sont spécialement indiqués. L'on n'en donnera aux enfans de trois à six ans, toutes les heures, qu'une demi-cuillerée à thé, jusqu'à une cuillerée entière, surtout lorsque les malades refusent absolument tout médicament. Dans les cas d'une grande faiblesse et dans la convalescence, on pourra leur en donner trois à quatre fois par jour une petite demi-cuillerée à soupe ; mais, s'il y a des diarrhées colliquatives, ou des vomissemens, ou sécheresse de la peau, on leur prescrira préférablement les vieux vins de Madère et de Malaga : c'est par leur prudente administration que nous avons arraché bien des enfans à la mort. Quand on ne peut se procurer ces sortes de vins, on y suppléera par le vin de Lunel ou le vin d'Alicante doux, en se conformant à l'excellent précepte que nous donne Fr. Hoffmann, dans une thèse classique relativement à l'emploi des vins, et que voici :

Præterea in illis morbis, ubi ad peripheriam corporis virulentum quid expellendum est, videlicet in petechialibus, variolis, morbillis, si

nempe natura imbecillis, motus cordis ad ex-
pellendum insufficiens, vel etiam retrocessio
exanthematum ob debilitatem virium contige-
rit, vinum convenit; cæteroquin, si magnus
æstus et humorum ebullitio, pulsus citatior
hosce morbos comitantur, abstinemus merito.

En employant les espèces de vin ci-dessus men-
tionnées dans la rougeole, il faut y joindre l'usage
des bains de drèche, ou des bains de plantes aromatiques, afin de rendre plus efficace l'action du
vin sur la peau : si l'on suit exactement notre
conseil, l'on verra avec étonnement disparaître
promptement les symptômes mortels, et des sueurs
et des urines critiques amener bientôt la guérison
et la santé.

2.° Dans la fièvre scarlatine. Il n'y a qu'un seul
cas, dans cette maladie, où nous puissions permettre ou conseiller l'usage de ces vins; c'est dans la
deuxième ou troisième période de la fièvre, lorsqu'elle est nerveuse ou putride : mais il faut soigneusement s'en abstenir dans la première période,
où elle est presque toujours de nature inflammatoire, et où elle ne présente de différence qu'en ce
que chez tel malade c'est le système nerveux, chez
tel autre le système irritable, chez un troisième le
système de la nutrition, qui est préférablement affecté. De même, dans la convalescence de la fièvre
scarlatine, dans ses métastases et dans les rechutes, le

seul moyen de salut, indépendamment du musc,
du phosphore, etc., c'est le vin : surtout si les
malades se plaignent d'une grande faiblesse ; s'ils
sont atteints de convulsions ; si la peau est sèche,
la langue rouge et desséchée ; si le pouls est petit,
fréquent et variable ; si le visage est enfoncé et ca-
davéreux ; s'il y a manque d'appétit, avec la diarrhée, et que les malades éprouvent des anxiétés
inexprimables. Dans ces circonstances les bains
tièdes, associés aux autres médicamens, et surtout
au vin, font souvent des prodiges.

Nous sommes entièrement de l'avis de GIRTAN-
NER et des Anglais, qui conseillent l'usage du vin
dans la fièvre scarlatine. Souvent nous administrâmes avec succès le vin ordinaire de Tokay aux
enfans, à la dose d'une cuillerée ou d'une cuillerée
et demie à thé, toutes les deux heures ; aux adultes,
toutes les deux heures une cuillerée à soupe, ou
une cuillerée et demie. Dans les cas où nous ne
pouvions nous procurer le vin de Hongrie, nous
ordonnions le vieux vin de Madère et de Malaga.
Quelquefois même les vins de Tokay n'agissent point
avec autant d'efficacité que le bon Madère. Celui-ci
produisait particulièrement d'excellens effets, lorsque, dans la convalescence de la fièvre scarlatine, les
fonctions de la digestion étaient troublées, qu'une
diarrhée débilitante alternait avec des maux de
tête violens et périodiques, et qu'enfin la faiblesse

augmentait journellement. A ces sortes de convalescens nous ne prescrivions, pour tout remède,
que le vin de Madère le plus vieux et le plus
pur. Nous en faisions prendre aux enfans de cinq
à huit ans, toutes les deux heures, une demi-
cuillerée à thé, ou une cuillerée entière, en or-
donnant en même temps, de deux jours l'un, des
bains tièdes de moutarde ou d'origanum, de ser-
polet, de menthe poivrée et de calamus. '

Nous ne saurions cependant nous lasser de répéter que les vins ne sont pas indiqués dans toutes
les espèces de fièvre scarlatine : ils sont contre-indiqués dans la première période de cette fièvre,
même dans la troisième et la quatrième période,
lorsqu'elle offre le caractère distinctif d'une synoque inflammatoire, et lorsqu'elle attaque des
personnes bien constituées, fortement musclées,
sanguines et irritables. Dans cette dernière espèce
de fièvre scarlatine l'on n'ose administrer le vin
dans aucune période ; car il ne fait qu'augmenter
l'inflammation et la fièvre, occasioner la gangrène, et provoquer une apoplexie mortelle.

Si, au contraire, la fièvre scarlatine est, dès son
début, plus inflammatoire que putride ; si dans
le même temps il règne des fièvres putrides, et
si la température de l'atmosphère est très-variable,
comme dans les grandes chaleurs de l'été, lorsqu'elles sont suivies d'orages, lorsque des pluies

averses alternent brusquement avec un ciel sé-
rein; si les vents changent souvent de direction
dans le même jour ; ou, enfin, si les forces
du malade diminuent considérablement dès le
premier jour; si le pouls est fréquent, petit et
variable ; si l'œil est terne, la langue blanchâtre
ou couverte d'un enduit jaunâtre ; s'il survient
des diarrhées excessives et fétides, ou des vomissemens débilitans ; si, après le second ou le
troisième jour de la maladie, il se fait des écoulemens de sang par le nez ou par l'anus, et que le sang
soit liquide et semblable à de l'eau colorée ; si le
visage est tuméfié et de couleur bleu-rougeâtre ;
si les urines sont rares et d'un brun-rouge ou de
couleur de paille, avec un dépôt épais et glaireux ;
si l'éruption est de couleur sombre, et les taches
blanches, plombées, violettes, pourprées et bleues ;
si, à ces symptômes, viennent se joindre des sueurs
abondantes et fétides, une anxiété continuelle, la
sécheresse de la peau, l'enflure des glandes oreil-
lères, un écoulement purulent du nez et des oreilles, des pétéchies, des vibices, des étourdissemens,
des insomnies, du délire, les yeux ouverts, de la
frénésie ; si le cou est en même temps douloureux
et enflammé ; si le malade éprouve de la difficulté
à parler ; si l'organe central de la sensibilité est
vivement atteint : dans tous ces cas, il ne faut pas
hésiter un moment d'employer, outre les médica-

mens les plus puissans, l'essence de Tokay ou le bon vieux Madère, et d'appliquer alternativement des sinapismes sur les cuisses et les mollets.

Dans ces circonstances nous avons ordonné, outre le musc, les émulsions camphrées, les infusions de serpentaire et d'arnica avec l'éther, le vin de Madère, intérieurement, par cuillerée à thé ou à soupe, et extérieurement nous faisions faire sur la tête, tous les quarts d'heure, des fomentations, non pas entièrement froides, de vin du Rhin ordinaire, et on lavait, toutes les deux ou trois heures, tout le corps du malade avec ce même vin tiède. Par ce procédé nous arrachâmes souvent les malades à la mort : mais que l'on suive en même temps l'excellent conseil que donne à ce sujet le célèbre Fréd. Hoffmann : *Tertio abstinendum est ab omni alio potu cerevisiæ, spiritu vini; cibi autem liquidi et boni succi, non crudi, non salsi, nec acidi, non calidi aromatici tunc temporis usurpandi; sed juscula ex vegetabilibus alimentosis parata optime tunc conveniunt et augebunt vini energiam.*

5.º Dans la coqueluche. L'ouvrage que nous avons publié sous le titre de *Diagnostique et traitement du croup, de l'asthme de Millar et de la coqueluche**, nous a déjà procuré l'occa-

---

* *Erkenntniss und Heilung der häutigen Bräune, des Millarischen Asthma und des Keuchhustens, u. s. w.*

sion de faire voir quel parti on peut tirer de
l'usage du vin dans le traitement de la coqueluche, cette maladie spasmodique du diaphragme.
Les nombreuses observations que nous avons eu
occasion de faire, depuis ce temps, nous impo-
sent le devoir d'ajouter ici quelques réflexions à
ce sujet.

L'expérience nous a démontré qu'aucune espèce
de vin ne produit de meilleurs effets, dans la coqueluche, que les vins de liqueurs.

Dans cette maladie, si souvent mortelle, il faut
employer ces vins avec précaution, depuis le Lunel jusqu'à l'essence de Tokay, et souvent même,
dans sa dernière période, nous parvînmes à guérir
cette maladie opiniâtre par le seul usage de l'essence de Tokay, du Tokay ordinaire ou du vin de
Madère, dont nous ordonnions, selon les circonstances, toutes les deux à trois heures une demi-
cuillerée à thé, ou une cuillerée entière.

Que l'on ne s'imagine point, cependant, que le
seul usage de ces vins puisse généralement et dans
tous les cas guérir la coqueluche. Le célèbre Hu-
FELAND a raison de parler, dans son Journal,
d'une diathèse inflammatoire avec surcharge pituiteuse; car souvent cette maladie spasmodique,
originairement locale, présente une complication
inflammatoire qui dépend de la constitution plé-
thorique et irritable du sujet, ou de la constitution

atmosphérique, ou quelquefois aussi de l'épidémie régnante. C'est pourquoi nous ne conseillons les vins ni dans la première ni dans la seconde période, mais dans la troisième : si l'enfant est très-affaibli et maigre, si la fièvre est irrégulière, ou s'il existe une faiblesse prédominante dans les organes de la respiration; si, comme l'observe si bien le savant SCHÆFFER, la toux secondaire attaque et affaiblit considérablement les enfans, c'est alors que l'usage des vins de liqueur est essentiellement indiqué; outre cela, si le visage commence à devenir œdémateux; si le sommeil est irrégulier ou entièrement troublé par une toux étouffante; si le pouls est petit, irrégulier et ondulent ou tremblotant ; si l'urine s'écoule quelquefois involontairement, si elle est trouble ou liquide comme de l'eau, etc.

Ce fut dans de pareilles circonstances que, dans l'hiver de 1811, je parvins à guérir ma propre fille aînée, âgée alors de six ans, et que j'avais laissée à Naumbourg entre les mains des parens de mon épouse, lorsque je les quittai pour répondre à la nomination que j'avais reçue à la chaire de professeur à Jéna. Cette enfant fut attaquée d'une coqueluche épidémique, dont elle souffrit beaucoup pendant six semaines. Les meilleurs médecins de la ville furent appelés ; mais, comme l'enfant était extraordinairement faible et irritable, et qu'elle offrait une constitution phthisique, les médecins, malgré toute leur habileté, ne réussirent point à contenir la coqueluche dans ses bornes, et l'enfant empirait de jour en jour. J'arrivai moi-même à Naumbourg, et je trouvai ma fille dans un état si déplorable, qu'après avoir examiné et pesé toutes les circonstances, je l'estimai décidément perdue.

Il faut observer que MM. les médecins de la ville avaient déjà employé depuis l'esprit de nitre dulcifié jusqu'au musc, en général tous les moyens préconisés, de sorte qu'il ne me restait que très-peu à faire. L'enfant ressemblait à un squelette; la toux était, pour ainsi dire, continue; la fièvre paraissait le soir avec une violence extraordinaire; l'appétit manquait totalement; le pouls était irrégulier, petit et un peu dur; la voix tremblante; les nuits inquiètes et sans sommeil: il s'y joignait souvent une dyspnée qui menaçait d'étouffement; la peau était sèche, brûlante, et sans transpiration. Dans cet état des choses, j'ordonnai d'abord un bain de drèche tiède, dans lequel je fis tenir l'enfant pendant un quart d'heure. Je ne puis me dispenser d'observer que la pauvre petite ne voulait absolument point entrer dans le bain, et priait qu'on lui en fît grâce. Mais les indications exigeaient, selon mes vues, un bain, et je considérai comme un devoir paternel et impérieux d'en faire usage ; mais, soit par l'effet de la peur ou de l'aversion que l'enfant avait pour le bain, il ne fit qu'empirer son état, de sorte qu'après le bain je tremblai pour la vie de mon enfant. Les évanouissemens se succédaient avec le hoquet et la dyspnée, et le pouls devint si petit qu'à peine était-il sensible.

Dans ces momens critiques j'ordonnai des sinapismes sur les mollets, à la partie intérieure des cuisses et sur le bas-ventre, et je prescrivis ce qui suit :

Prenez : *Quinquina*, trois gros ;
    Racine de serpentaire, un gros ;
    Infusez dans de *l'eau bouillante*, deux onces et demie, pendant une demi-heure.
    Puis passez et ajoutez :
    Acide phosphorique, un scrupule ;
    Sirop d'écorce d'oranges, une demi-once.
    Mêlez.
  S. A prendre, de deux en deux heures, une cuillerée à thé.

Je fis alterner ce remède avec le vin de Madère le plus exquis et le plus vieux, dont l'enfant prenait toutes les heures une moyenne cuillerée à thé. Dans le même temps je fis frictionner la poitrine et la partie entre les épaules, toutes les trois heures, avec un onguent composé d'onguent d'althéa, d'huile de cajeput, d'huile de fleurs de camomille et de musc.

Après avoir continué ces remèdes toute la nuit, il parut, vers les sept heures du matin, une transpiration bienfaisante; le pouls devint ondulent; l'anxiété et le hoquet sé calmèrent, et la toux n'était plus si fréquente. A une heure après midi l'enfant commença à dormir tranquillement; la respiration n'était plus si grave pendant le sommeil, et elle dormit ainsi, sans se réveiller, jusqu'au lendemain à huit heures du matin.

A son réveil, la jeune malade se sentit extrêmement restaurée par ce doux et long sommeil. Tant qu'il dura, on suspendit les frictions et tous les médicamens. Quelquefois, il est vrai, la toux revenait pendant la nuit, mais sans que l'enfant en fût réveillée. Après cet heureux changement, je ne lui fis plus prendre l'infusion de serpentaire et de quinquina que toutes les deux heures, alternativement avec le vin de Madère; les frictions ne se firent plus que trois fois par jour. Je remis alors la malade entre les mains d'excellens médecins, MM. KREYSIG et KAYSER, et, transporté de joie, je quittai Naumbourg pour aller reprendre mes fonctions de professeur à Jéna.

Après quelques jours, on fit prendre à la malade, toutes les deux heures, une décoction de quinquina mêlée d'acide phosphorique et de sirop d'oranges; l'enfant but sobrement du Madère à table, et, pour boisson ordinaire, une décoction de salep mêlée d'un peu du même vin. L'appétit revint, la toux cessa ; le sommeil redevint doux et tranquille, et l'état de la malade s'améliora de jour en jour. Mais l'on pourra facilement s'imaginer quelle fut la violence de la maladie, en apprenant que l'enfant ne recouvra parfaitement la santé qu'au bout de deux mois et demi : la maladie avait duré quatre mois entiers. Il faut ajouter encore que ma fille fut attaquée, les années suivantes, au printemps, d'une fièvre catarrhale inflammatoire, qui durait une quinzaine de jours, mais que j'eus toujours le bonheur de combattre par un traitement légèrement antiphlogistique.

En d'autres cas opiniâtres de coqueluche, où aucun remède n'opérait de soulagement, nous employâmes, avec beaucoup de succès, le moyen suivant : nous faisions mêler deux onces d'excellente huile de Provence, bien fraîche, avec une once de sucre candi pilé bien fin, et en faisions prendre aux enfans, toutes les deux ou trois heures, une cuillerée à thé. Il arriva souvent que la toux et les autres symptômes alarmans disparurent au bout de quinze jours, et nous prescrivions alors, pour restaurer les forces et pour rendre le ton aux organes digestifs, la potion suivante :

> ℞. *Extr. cort. aurant.* 2 gros ;
>
> *Solv. in aq. cort. aurant.* 4 onc.
>
> *Adde :*
>
> *Elixir. robor. Whytt,* 1 à 1½ scrup.

à prendre toutes les trois heures par cuillerée à thé. Mais, dans la troisième période de la coqueluche, le mélange d'huile et de sucre candi nous paraissant insuffisant, nous ajoutions dans cet intervalle, et alternativement toutes les deux heures, une petite cuillerée à thé de bon vin ordinaire de Tokay ou de vieux Madère, et la coqueluche se guérissait aussi dans cette période, lorsqu'il n'existait point de vice organique dans le diaphragme ou le poumon, ou de phthisie pulmonaire purulente avec hydropisie de poitrine.

Cependant trois circonstances importantes contre-indiquent l'usage de ce mélange huileux dans la coqueluche; savoir :

1.º Une aversion insurmontable pour ce mélange, surtout si elle est telle qu'elle le fasse rendre aux enfans immédiatement après l'avoir pris;

2.º Si les organes digestifs sont trop affaiblis, ou s'il existe réellement un embarras gastrique, occasioné par un mauvais régime, ou par l'usage inconsidéré des laxatifs et des vomitifs;

3.º Si une fièvre nerveuse, typheuse, s'est jointe à la coqueluche, et que la prostration des forces soit parvenue à son comble.

Pour rendre hommage à la vérité, il faut convenir que c'est le célèbre SYDENHAM qui nous donna la première idée de faire usage de la potion huileuse dans la coqueluche. Cet auteur recommanda l'huile dans une toux débilitante qui s'associa à une fièvre continue, en 1664.

Nous avons employé l'huile avec cette différence que nous y ajoutions du sucre candi, et que nous en faisions usage dans la coqueluche, où SYDENHAM ne l'avait point recommandée.

Voici le passage de SYDENHAM relativement à cet objet : *Ego in hoc affectu rarò aliquo medicamento utor, præter oleum amygdalarum dulcium recenter expressum, nisi forsan acciderit (accedit autem aliquoties), ut ægrotus oleum prorsus aversetur; tunc enim vulgaribus illis pectoralibus, ut licet, opem ferre conamur. Interim oleum illud amygdalarum, siquidem illo per ægrum uti licuerit, bechicis aliis anteponendum censeo, ob eam causam præcipue, quod, cum necesse sit hæc liberalius et majori quantitate exhibere, modo prodesse velimus, hoc pacto ventriculum jam satis superque debilem et ad nauseam proclivem oneramus ; nonnunquam etiam eadem opera præpedimus, ne reliqua, eodem-ipso tempore transigenda, procuremus....*

Præ cæteris enim, continue cet excellent praticn, *manifesta vi pectori conducit, aperitque vias, ac lenit, adeoque expectorationem promovet, qua (præsertim si copiosior acciderit) tum exoneratur sanguis a molesto humore, commode jam excreto, tum eadem opera non-nihil refrigeratur; adeoque me non admodum male habet, si quando viderim symptoma hoc intercurrere, cujus beneficio non parum etiam œgro beneficii accedit, etc.*

4.° Dans les maladies scrophuleuses, si bien décrites par Hufeland, Hencke, Jahn, William Goodlad et autres auteurs, je ne connais point de meilleur remède que les bons vins de dessert, en y associant néanmoins les autres remèdes et les bains chauds aromatiques. On peut les employer dès la première période; mais il faut que ce soit avec prudence, et joints à un régime convenable. Les doses doivent être proportionnées à l'âge du sujet et au degré de la maladie. Parmi les vins qui m'ont paru les plus efficaces, j'ai surtout distingué le Madère et le vieux Malaga. Ces vins agissent le plus puissamment sur le système lymphatique; ils fortifient les organes digestifs, et s'opposent à l'altération des humeurs. Il faut, pour qu'ils produisent tout leur effet, en donner aux enfans deux ou trois cuillerées à thé par jour : la première le matin, une autre à midi, et la dernière à six heures du soir. On peut augmenter les doses en raison des progrès de la maladie, et pour les enfans de huit à dix ans.

Je conseillerais encore, d'après ma propre expérience, de supprimer de temps en temps l'usage du vin, pour le reprendre après trois ou quatre jours d'intervalle ; au moyen de cette précaution, on évite de faire contracter à l'enfant l'habitude du vin, ce qui finirait par rendre son organisme insensible à l'action de cette panacée.

Nous observons encore que les autres vins doux ne sont point aussi utiles que ceux dont nous avons fait mention dans ce qui précède, et que ce n'est que de ceux-ci que nous avons obtenu les heureux effets que nous venons de détailler.

Nous devons ajouter que, dans la seconde période de la maladie scrophuleuse, nous avons souvent employé, avec beaucoup de succès, la poudre suivante, prise dans le vin de Madère, et que nous avons réussi à guérir radicalement plusieurs malades au moyen de son usage joint à celui des bains de calamus aromaticus et de drèche :

Prenez : *Extrait de ciguë*,

Limaille de fer, de chaque un quart de grain jusqu'à un grain ;

Écorces d'oranges, deux à trois grains ;

Oleo - sacchar. de menthe poivrée, un demi-scrupule ;

Mêlez pour une dose.

S. A prendre un paquet le matin, un après midi, et un le soir avant de se coucher, dans une cuillerée à thé de vin de Malaga ou de Madère.

De même, dans la troisième période de cette

maladie, où les enfans, comme le dit JAHN, commencent à se défigurer entièrement, et semblent ne plus être que tête et ventre ; lorsque leurs traits prennent un air sénile ; que les yeux se cavent ; que les glandes sous le menton, aux mâchoires et aux oreilles, se gonflent, s'ouvrent et laissent écouler une sanie fétide : dans ce fâcheux état nous avons obtenu de grands succès de l'usage des bains aromatiques tièdes, des bains de sable échauffé au soleil, conjointement avec un régime convenable, et l'usage de poudres composées de musc et de limaille de fer, ainsi que des vins de Madère et de Malaga. Ces remèdes ont produit des résultats bien plus avantageux que l'emploi, si fortement préconisé, des plantes vénéneuses, telles que la ciguë, le napel, etc., ou des muriates de baryte ou de potasse. Nous prescrivions le musc sous la forme suivante :

Prenez : *Musc*, un demi-grain à trois grains ;

      Limaille de fer, un huitième de grain à un demi-grain ;

      Oleo-sacchar. de calamus aromat., un demi-scrupule.

Mêlez pour une dose.

S. A prendre toutes les quatre heures un paquet avec du thé de millefeuilles.

Lorsque nous ne pouvions pas employer les bains dans les maladies scrophuleuses, soit parce que les enfans témoignaient une aversion insurmontable pour ce remède, soit parce que les parens, imbus d'un fatal préjugé contre les bains, ne voulaient point les permettre, nous ordonnions des lotions avec du vin rouge aromatique, à pratiquer, trois fois par jour, sur le bas-ventre, le dos et les extrémités, en faisant auparavant un peu chauffer ce vin.

Nous terminerons cet essai sur les effets et les vertus des vins par un passage tiré des Commentaires de MATHIOLE sur la Matière médicale de DIOSCORIDE, dans lequel il recommande leur usage :

Cum profecto vinum sit liquor omnium suavissimus, præcipuum humanæ vitæ bonum ac præstantissimum subsidium, vitalium spirituum regenerator maximus, ac omnium corporis tum facultatum, tum functionum instaurator optimus, cor lætificet, tueaturque summopere : nulli mirum esse debet, quod plantam, quæ fructum fert ex quo vinum exprimitur, vitem quasi vitam appellaverint veteres. Verum non ob id gaudeant, jubilentque ii, qui vino nimis indulgent, quod ego ipsum tot laudibus extulerim. Quippe cum omne extremum (ut in communi proverbio est) sit vitiosum, si vinum immoderate, et plusquam deceat, bibatur, periculosos atque horrendos procreat morbos.

Alias in ejus usu temperantia adhibeatur, tum ad alendum, tum etiam ad roborandum corpus omnium efficacissimum habetur. Quandoquidem purissimum generat sanguinem, ocyssime in alimentum vertitur, concoctionem in quavis corporis parte adjuvat, animum addit, cerebrum purgat, intellectum excitat, cor exhilarat, spiritus vivificat, urinam ciet, flatus discutit, innatum calorem auget, convalescentes impinguat, cibi appetentiam invitat, sanguinem turbidum clarificat, obstructiones aperit, alimentum in universum corpus defert, calorem conciliat, et omne in corpore excrementosum dejicit, etc.

SUR

LA FALSIFICATION DES VINS,

ET

LES MOYENS DE LA RECONNAITRE.

Dès les temps les plus reculés, les gouvernemens ont porté la plus grande attention à la falsification des vins, et ont reconnu les suites fâcheuses que ces procédés criminels pouvaient avoir pour la vie et la santé des citoyens. C'est ainsi que PLINE nous instruit, dans son Histoire naturelle, l. 4., ch. 19, l. 23, ch. 1.er, que de son temps l'on avait falsifié les vins avec de la chaux, du plâtre, de la poix, du marbre, de l'argile et de la résine. Mais les falsifications qu'on tenta dans les temps postérieurs, furent beaucoup plus dangereuses. L'on en voit des preuves convaincantes par les lois de police de l'Allemagne, des années 1475 et 1598 ; les recez de l'Empire de 1487, 1497, 1498, 1500, 1508, 1548, et les édits prussiens de 1718 et 1722. L'empereur d'Allemagne, Fréderic, veillait attentivement à ce délit public. CELTE dit : « Entre « autres objets pernicieux on a inventé, de nos « temps, la falsification des vins. »

Cette fraude se pratique non-seulement en Allemagne, mais encore en France, en Hongrie, en Pologne et autres pays. MARTIN BAVARUS, ecclésiastique, né dans la Forêt-noire, passe pour en être le premier inventeur. En 1475, elle excita l'attention de la police en Allemagne, et on y rendit des réglemens portant « qu'il était défendu à
« tous, tant ecclésiastiques que laïques, de faire
« d'autres vins que ceux que donne la nature,
« à la réserve du vin à la moutarde, le tout sous
« la foi du serment. »

Dans un réglement de police encore plus ancien on lit : « Il est venu quelques aventuriers de
« la Franconie, qui ont déclaré avoir appris l'art
« de traiter les vins; mais on a découvert qu'ils
« les falsifiaient avec du lait, de la chaux et d'au-
« tres ingrédiens nuisibles. » Les recez de l'Empire, datés de Worms, de l'année 1495, portent que « le
« roi des Romains, Maximilien I.er, adressa à tous
« les seigneurs, pays, gouvernemens et magistrats
« de l'Empire, l'ordre d'observer avec la plus sévère
« exactitude les réglemens faits, relativement à la
« falsification des vins, par l'empereur Frédéric,
« son père; de ne faire grâce à aucun des contre-
« venans, et de les punir sévèrement. »

Depuis, la peine de mort a été plusieurs fois appliquée contre ces empoisonneurs publics, et non à tort, à ce qu'il nous semble. MICHEL-BER-

NARD VALENTINI confirme ce fait en ces mots :
Alimentis his similis quoque potus combi-
nandus erat, qualem superioribus annis cau-
pones quidam in ducatu Wurtembergico no-
bis propinarunt, dum Nicari nectar, eo tem-
pore a sueta dulcedine deflectens, lithargyrio
adulterarant, idque non sine plurimorum stra-
ge, donec tandem magistratus publicus capitis
supplicio, quo falsarii plectebantur, malo huic
remedium invenerit. De eo nos anno superiori
1706 certiores reddebant Novellæ publicæ se-
quentem in modum.

« Stouttgard , le 10 Avril.

« Naguères à Stouttgard un tonnelier, nommé
J. J. Ehrni , fut décapité pour crime de falsification de vin, et tous les livres qui se trouvaient
dans l'étendue du royaume et enseignant la nature
de ces infames procédés, furent, d'après le prononcé de la même sentence, brûlés en place pu-
blique par la main du bourreau; les vins pareillement anéantis devant les yeux du peuple, qui ap-
plaudit à cet acte de justice. »

Mixturam mangoniis his aptam et alexi-
pharmaca illi apponenda fuse describit D. Dr.
GOCKELIUS (in Miscellan. germ. cur. Dec. III,
ann. IV, observ. XXX, pag. 78); sicut symp-
tomata, cum primis colicam convulsivam (quam
in Suevia die Weinkrankheit vocabant) inde na-

tam, pertractat D. STOCKHUSIUS, medicus et inspector rei metallicæ ducatus Brunsuicensis et Luneburgensis, in peculiari Tr. de lithargyrii fumo noxio (von der Hütten-Katz). De docimasia vinorum lithargyrio magonisatorum in Disp. inaug. egit M. IMMAN. WEISMANN, sub præs. DD. ZELLERI, Tubing. Responsum vero Drum Ictorum Tubingensium habetur in Respons. crim. HARPRECHTI, vol. IV, num. LXXXVII, allegante D. D. WEBERO, in Disp. de crim. adult. vinorum, Gissæ, anno 1708, habita.

On peut consulter à ce sujet le Système de police médicale du célèbre P. FRANK, vol. III, p. 489 ; le Système abrégé de Médecine légale, par METZGER, p. 244, quatrième édition ; ainsi que les ouvrages de WILDBERG, de HENKE, de JOSEPH SCHNEIDER, et autres.

Il est nécessaire pour la conservation des individus, c'est un devoir sacré pour les princes et les états, d'avoir sans cesse un œil vigilant sur les falsifications des vins, et de faire punir, avec toute la sévérité des lois, des malversations aussi pernicieuses, afin que la vie des hommes ne soit point à chaque instant compromise ou détruite ; car l'on voit encore assez souvent ces sortes de falsifications et d'empoisonnemens, et je pense que le moyen le plus efficace serait de pendre le premier em-

poisonneur de cette espèce, après due condamna-
tion, au premier arbre sur la grande route, afin
de donner un avis salutaire à tous les marchands
de vins. Fr. Hoffmann dit déjà à cet égard : *Ex
omnibus, quæ inimica naturæ sunt, nullum
est, quod tam valide et tam graviter intesti-
na eorumque tonum destruat, quam saturni-
num quoddam.*

Scholion.

*Equidem saturnina non sunt ejus generis,
ut more aliorum venenorum cito perimant,
etiamsi in paullo majori dosi præbeantur : tamen repetita si fuerit etiam minor dosis, lenta
morte homines tollunt, adeo ut plures persua-
sum sibi habeant, lentum illud venenum, quod
Galli* la poudre de succession *vocant, saturni-
næ esse prosapiæ. Quemadmodum vero omnibus venenis propria et peculiaris indoles ac
virtus est, quæ certas quasdam partes præ
aliis gravius afficit, ita saturnina inimicissima
sunt intestinis, etc.*

Pour découvrir les falsifications des vins, on a,
dans ces derniers temps, proposé des épreuves chimiques, dont nous allons faire connaître les procédés les plus importans.

Parmi les auteurs classiques anciens qui ont
écrit sur la docimasie, il convient de citer Zeller,
Gmelin, Bæcker, Weigel, Sage, Wollin,

Delius, Hahnemann, C. A. Cartheuser, J. G. Leonhardi, et plusieurs autres. Dans les temps modernes, nous citerons particulièrement Servière, qui indique, page 32 de son ouvrage, les essais chimiques suivans, à l'égard des vins frelatés. Nous en extrairons le passage entier, parce qu'il nous semble classique et précieux :

« Il existe une belle expérience pour essayer le vin : expérience que chacun peut facilement répéter, et qui offre sur-le-champ un résultat décisif. Il est notoire que tous les vins de table (à l'exception des vins doux, connus sous le nom de vins de liqueurs) sont spécifiquement plus légers que l'eau. »

Partant de ce principe, Servière a inventé l'appareil suivant ; voici la description qu'il en donne.

« Je prends, dit-il, un verre ordinaire contenant une demi-chopine, que je remplis entièrement d'eau ; je le couvre d'une petite planche de bois ayant un trou dans son milieu ; je place ensuite la fiole qui renferme le vin que je veux éprouver, dans ce trou, de manière que son goulot plonge dans l'eau. Si le vin est naturel, il n'en tombera aucune goutte dans l'eau : mais, s'il a été frelaté par le mélange d'une substance qui le rend spécifiquement plus pesant que l'eau, on le verra se mêler à cette dernière ; et, comme il en résulte un vide dans la fiole, la pression que l'atmosphère exerce sur la surface de l'eau dans le verre, fera monter celle-ci dans la fiole.

« Cette expérience peut être rendue plus sensible de la manière suivante. On place la fiole contenant, par exemple, du vin rouge, renversée, dans un verre, de manière que l'orifice de la fiole touche le fond du verre ; on la fixe dans cette position, au moyen d'une baguette ; on remplit ensuite le verre avec de l'eau jusqu'à une ligne de son bord, et on laisse cet appareil en repos. L'eau, en vertu des lois de la pesanteur, exerce une pression sur le vin, et le force de monter sous la forme d'une colonne rouge à la surface de l'eau, où il se tiendra sans se mêler à l'eau ; la fiole, au contraire, se remplira d'eau.

« Ce phénomène n'a pas lieu pour la bière, pour les liqueurs et pour les vins doux dont les raisins renferment du sucre indécomposé. On ne peut donc pas se servir de ce moyen pour découvrir leur falsification. Plusieurs personnes qui connaissaient cette expérience, sans pouvoir s'en rendre raison, la firent avec des vins doux, et, voyant ceux-ci tomber au fond de l'eau, elles conclurent à tort à leur falsification.

« Je fis cette expérience, en Languedoc, avec du vin muscat de Frontignan, et je fus convaincu que tout vin de liqueurs sursaturé de sucre est spécifiquement plus pesant que l'eau, et doit, par

conséquent, gagner le fond de l'eau; mais, en ré-
pétant l'expérience, il reste dans la fiole. J'ai eu
des vins de Lunel et de Frontignan dont la pu-
reté ne me laissait aucun doute, et qui étaient si
riches en matière sucrée qu'on vit le sucre se
cristalliser dans les bouteilles. Tous ceux qui ont
goûté les raisins ou le moût de ces vins dans le
pays, ajouteront facilement foi à cette assertion.

« Les vins falsifiés avec la petite musquée eni-
vrent et occasionnent des vertiges, des douleurs de
tête et des ébullitions dans le sang. La sauge sauvage, la sclarée sauvage et les fleurs de sureau; mêlées au vin, produisent le même effet. On ajoute
quelquefois aussi au vin du tartre, de la potasse,
des clous de girofle, du macis, etc. »

« Une des falsifications les plus communes est
celle que l'on emploie dans la vue d'adoucir les
vins aigres; ce qui peut se faire de deux manières:
1.º par l'absorption de leur acide, et 2.º en mas-
quant son goût afin de le rendre insensible au
palais. Pour obtenir le premier effet, on emploie
la magnésie ou les terres calcaires, et pour le second, l'alun, le vitriol et les oxides de plomb. La
magnésie et les terres calcaires absorbent l'acide
libre, et forment avec lui des sels terreux : les vins
aigres perdent par-là, il est vrai, leur saveur aigre
(ainsi que tous les acides lorsqu'ils sont unis aux
alcalis); mais, comme il en résulte des sels qui se

trouvent dissous dans le vin, l'usage prolongé de ce dernier est nuisible à la santé, parce que les sels en général irritent le canal intestinal.

« Les vins qui renferment des sels, ne peuvent point être soumis à l'épreuve de la pesanteur spécifique ; car ils tombent au fond de l'eau. On peut découvrir cette falsification par le moyen des réactifs. La solution de sel de tartre (huile de tartre par défaillance) peut servir à cet effet. Si l'on en verse quelques gouttes dans le vin, il se troublera et deviendra laiteux, s'il renferme de la chaux ; si, au contraire, il contient de l'alun ou du vitriol, il prend une couleur rougeâtre ou verdâtre. Veut-on s'assurer encore plus positivement de la falsification, on procède de la manière suivante : on décante le vin ; on recueille le résidu ; on le verse dans un vase, et on le dissout dans de l'eau chaude ; on filtre cette solution, et on y ajoute de l'esprit de sel ammoniac caustique. S'il se forme un précipité, la falsification est certaine. On continue à verser de l'esprit de sel ammoniac, jusqu'à ce qu'on ne voie plus rien se précipiter ; on filtre ensuite le tout à travers du papier gris, dans lequel reste le dépôt. On édulcore ce dernier avec de l'eau distillée, jusqu'à ce qu'il n'offre plus de saveur acide ; on le fait sécher : il formera alors une poudre blanche. Si l'on plonge un morceau de papier dans la liqueur filtrée, il se changera en rouge : si l'on verse de l'acide sulfurique sur la poudre blanche jusqu'à saturation, et que l'on passe de nouveau la solution, qu'on l'évapore sur un feu doux, et qu'on la laisse refroidir avec précaution, il se formera des cristaux : si ces cristaux sont longs, fins et pointus, on conclura à la présence de la chaux ; si, au contraire, les cristaux sont quadrangulaires, à celle de la magnésie. On peut aussi faire calciner la poudre blanche, pendant une demi-heure, dans un creuset : si elle se dissout dans de l'eau, c'était de la chaux ; si elle ne s'y dissout point, c'était de la magnésie.

« Pour entreprendre ces expériences, il faut opérer sur une quantité assez considérable de vin ; de plus, il faut être chimiste. SCHERER, dans le IX.ᵉ volume de son Journal de chimie, dit que les vins rouges sont souvent falsifiés avec de l'alun ou du vitriol ; mais, par ce moyen, l'acide dans le vin n'est point absorbé, il est seulement masqué. Cette fraude peut être reconnue par la voie de la cristallisation. »

Il y a en France, surtout en Lorraine, des vins rouges très-légers, peu durables et fort acides : souvent l'on fait disparaître cette acidité au moyen de l'oxide de plomb ; on donne au vin plus de feu avec l'alcool, et on en rehausse la couleur par le mélange de vins rouges épais, tels que ceux de

Cahors, de Béni-Carlos, de Roussillon et autres, et on les rend doux en y fondant du sucre.

Un mélange aussi hétérogène est fort mal-sain et ne se conserve pas long-temps. La falsification par l'oxide de plomb est facile à reconnaître par la liqueur de HAHNEMANN : lorsqu'on en mêle avec du vin, il se fait aussitôt un dépôt noir ou brunâtre, si le vin est frelaté. Pour rendre l'expérience très-sensible à l'égard d'un vin rouge très-foncé, il faut d'abord le priver de sa couleur, ce qui peut se faire aisément de la manière suivante : on mêle du vin avec une égale portion de lait ; on filtre le mélange à plusieurs reprises dans un papier brouillard, et le vin passe tout clair à travers le filtre ; on y verse alors une cuillerée à soupe de la liqueur de HAHNEMANN : s'il en résulte un dépôt noir ou brun, l'on peut être convaincu que le vin est falsifié par de l'oxide de plomb. Cette falsification dangereuse étant défendue par les lois, il faut employer le moyen suivant pour retirer du vin le plomb dans sa forme métallique. L'on évapore une portion considérable de ce vin jusqu'à siccité ; on fond le dépôt avec deux parties du flux noir dans un creuset, sur un feu violent, jusqu'à ce qu'on obtienne un grain de métal, qui est le plomb régénéré.

Si le vin est frelaté avec de l'esprit de vin, qu'on le verse dans une cornue tubulée, dans la-

quelle on met un thermomètre; qu'on la place
sous l'appareil de la lampe anglaise, et que l'on
échauffe le vin jusqu'à 200 degrés de Fahrenheit.
A cette chaleur, l'esprit de vin passera dans le ré-
cipient, tandis que l'alcool naturel qui, dans toute
espèce de vin, est le produit de la fermentation, ne
passera qu'à 212 degrés.

SERVIÈRE cite encore une autre espèce de falsification très-dangereuse, et nous enseigne un moyen
infaillible de la reconnaître : c'est celle qui a lieu
avec le soufre. « Plusieurs cabaretiers, dit-il,
« pour conserver leurs vins, les brûlent journelle-
« ment par le moyen de mêches soufrées ; mais,
« par ce procédé, le vin devient très-nuisible à
« la santé : il occasionne des maux de tête; il at-
« taque l'estomac et les nerfs. Pour éprouver un
« pareil vin, on y jette un morceau d'argent pur,
« qu'on y laisse pendant douze heures : si l'argent
« se noircit, c'est une preuve que le vin contient
« trop de soufre, l'argent ayant une plus grande
« affinité pour le soufre que n'en a le vin, et il ré-
« sulte de cette combinaison une espèce de vitriol
« d'argent. »

Il y a des vins frelatés qui ne sont pas nuisibles à la santé, quoiqu'ils soient un mélange
hétérogène. C'est ainsi, par exemple, qu'on mêle
des vins de mauvaises années, ou de mauvais cru,
avec une décoction de raisins de Corinthe et

de sucre, et on y ajoute de l'eau-de-vie, comme cela se pratique dans le nord de l'Allemagne avec les vins blancs de France. Si l'on a fait fermenter ces substances avec le vin, leur union devient si intime qu'il n'y a pas moyen de reconnaître cette falsification.

FRÉD. HOFFMANN, dans sa Dissertation précitée, p. 11, nous trace, en ces termes, les caractères d'un vin généreux :

Tandem quod boni vini character est, agilitatem, vigorem et levitatem, largius potum, in toto corpore relinquit, manifesto documento, ex ejus usu spiritus nec non vitalem circulum excitari, et insensibili modo hoc quod gravat, quod molestum est sanguini, evacuari; et dans le Chapitre V, *de Salubritate vini Rhenani,* p. 37, il dit : *Ut autem eo melius, quœnam ex Rhenanis et aliis quoque corpori humano proficua et salutaria sint, quisque cognoscere possit, certas quasdam notas et characteres boni vini ut constituamus, res erit magnœ utilitatis.*

Primo itaque salubre vinum, quod grato et reficiente odore prœditum;

2.º Quod, receptum et detentum in ore, relinquit in lingua blandam adstrictionem, et ob penetrantiam nares et caput pervadit;

3.º Si transparens et clarum est, et aureo prœditum colore;

4.º *Quod citius pertransit renes, et altero die madorem vel sudorem quendam in corpore causatur, vel alvum quoque lubricam reddit;*

5.º *Quando nullum dolorem vel lassitudinem in capite vel membro quodam relinquit;*

6.º *Quod appetitum excitat, et concoctionem adjuvat;*

7.º *Liberalius et frequentius haustum non ad calculum vel podagram disponit; etc.*

Il est de la plus haute importance pour la police médicale, de soumettre aux épreuves les plus rigoureuses les falsifications des vins par le plomb, ou bien plus encore par l'arsenic, afin de déterminer exactement le corps du délit, et de faire punir ces fraudes criminelles conformément à la juste sévérité des lois. Afin de découvrir bien positivement les poisons dans le vin, nous proposons particulièrement la liqueur de HAHNEMANN (*liquor vini probatarius HAHNEMANNI*), qui nous paraît, de toutes les épreuves, être réellement la meilleure. Nous allons en décrire la composition d'après les procédés les plus nouveaux et les plus convenables.

« Prenez parties égales d'écailles d'huître finement pulvérisées, ou de la craie et du soufre; broyez-les exactement, et faites-les rougir dans un creuset couvert; laissez-les ensuite pendant douze minutes à la chaleur : la poudre grisâtre que vous obtiendrez, est du sulfure calcaire, que l'on conserve dans une fiole bien bouchée.

« Pour découvrir si le vin contient un métal dangereux, autre que le fer, ou du plomb, prenez une forte bouteille qui renferme un peu plus d'une livre d'eau; ajoutez-y deux gros de sulfure calcaire, et sept gros de crême de tartre ou d'acide tartreux; versez-y seize onces d'eau pure; bouchez la bouteille: agitez le mélange lentement, mais pendant dix minutes; puis laissez-le déposer. Si l'on verse une cuillerée à soupe du liquide laiteux qui se trouve à sa surface, sur deux ou trois onces du vin qu'on veut soumettre à l'épreuve, il en résulte un dépôt plus ou moins brunâtre, selon qu'il renferme plus ou moins de plomb.

« Il est constant que tout vin frelaté avec du plomb présente ce même dépôt à l'épreuve; mais l'on ne peut pas toujours conclure de la présence du dépôt noirâtre à celle du plomb, puisque d'autres métaux, le fer entre autres, qui peuvent être dissous dans le vin, font le même effet.

« Il faut donc tâcher de séparer le dépôt obtenu, et le soumettre à un examen plus sévère. L'on reconnaîtra la présence du fer, si le dépôt noirâtre se trouve complétement dissous par l'acide muriatique, ce qui n'a pas lieu dans le cas contraire. » (BERNARDI et BUCHOLZ.)

« Les empoisonnemens par le plomb (dit le savant HENCKE dans son Traité de médecine légale, pag. 354, §. 603) étant le plus souvent opérés par des vins falsifiés avec les oxides de plomb, la police sanitaire a porté la plus grande vigilance sur cette espèce de falsification, et l'on a nommé épreuves du vin les réactifs par lesquels on découvre la présence du plomb dans le vin. On les emploie également pour découvrir le plomb dans les liquides trouvés dans l'estomac. L'ancienne manière d'essayer le vin, connue sous le nom d'épreuve de Würtemberg, au moyen de l'orpiment et de la chaux vive, n'est plus suivie; et c'est avec raison; car elle n'est rien moins que sûre, puisque, en mêlant ces substances avec un vin dans lequel n'entre point de plomb, il peut également en résulter un dépôt de couleur foncée, si ce vin renferme du sucre brûlé, du jus de sureau ou du fer.

« La méthode de HAHNEMANN, au moyen de la dissolution du sulfure alcalin dans l'eau, est beaucoup plus sûre; l'existence du plomb se manifeste par un précipité brun ou noir.

« Mais le moyen le moins trompeur est de faire évaporer la substance suspecte, et de réduire le résidu, en y ajoutant de la poussière de charbon; alors le plomb se montrera sous sa forme métallique. HOULSTON, HALLÉ, PALDAMUS, WILDBERG, JOS. FRANCK, METZGER, SCHNEIDER, donnent encore d'autres renseignemens sur cet objet. »

Pour reconnaître la présence de l'arsenic dans le vin et dans tout autre liquide, on peut se servir des trois substances suivantes, du sulfure d'ammoniaque, du cuivre ammoniacal, et de l'eau de chaux. Le premier, versé par gouttes dans un liquide qui contient de l'arsenic, produit un précipité jaune, qui est une combinaison d'arsenic blanc et de soufre, et qui ne se dégage communément qu'en ajoutant au mélange quelques gouttes d'acide. Au lieu de sulfure d'ammoniaque, on peut aussi employer l'épreuve de HAHNEMANN.

Le cuivre ammoniacal, qui résulte de la combinaison de l'oxide de cuivre avec de l'ammoniaque, indique la présence de l'arsenic par le dépôt d'un jaune verdâtre qu'il laisse dans le liquide. Ce dépôt est une combinaison d'oxide de cuivre et d'oxide arsénical. Le sulfate de cuivre ne produit un dépôt dans la solution arsénicale que lorsqu'on y ajoute de l'alcali.

L'eau de chaux, mêlée avec une solution arsénicale, produit un précipité blanc, quelque peu d'arsenic que contienne cette solution.

En 1812, FISCHER a fait connaître un nouveau réactif, qui démontre la présence de l'arsenic dans un liquide, c'est celui qu'il appelle *chaméléon,* et qui est le produit de la fusion de l'oxide noir de manganèse avec le nitre. On le dissout dans de l'eau distillée, et l'on attend que la solution prenne une couleur rouge; puis l'on y ajoute une petite portion du liquide qu'on suppose renfermer de l'arsenic. S'il en contient en effet, on voit la couleur rouge de la solution du chaméléon se changer de suite en une couleur jaune. Vingt-cinq à trente gouttes d'une liqueur qui ne renferme que la cent-millième partie d'arsenic, suffisent pour produire ce phénomène de la manière la plus marquée.

ROLOFF prévient cependant, d'après sa propre expérience, les médecins et chimistes contre l'emploi du chaméléon minéral, comme réactif, dans l'examen des empoisonnemens réels ou présumés, parce qu'il pourrait souvent faire croire à la présence de l'arsenic dans l'estomac et dans les matières qu'il renferme, sans que cependant il y en eût. D'après lui, l'on ne doit se servir, pour cette recherche, que de l'acide hydrothiontique, préparé par la décomposition du sulfure calcaire avec partie égale d'acide tartareux. (BERNARDI, BUCHOLZ, ROLOFF.)

Courte exposition des effets délétères du plomb sur l'organisme.

Les oxides de plomb attaquent originairement les organes de la digestion ; et de là leurs effets délétères s'étendent sur tout le système lymphatique, sensible et irritable. L'expérience a démontré que les oxides de plomb, pris à petites doses souvent répétées, ne causent point aussi promptement la mort que lorsqu'ils sont pris à grandes doses ; mais leur usage n'en est pas moins mortel.

J'ai eu, à Naumbourg, depuis 1804 jusqu'à 1811, l'occasion d'observer les empoisonnemens avec le plomb dans toutes leurs nuances, étant, dans cette ville, médecin de plusieurs ouvriers d'une manufacture de céruse assez considérable. Je traitai, dans le même temps, un fermier aisé, qui souffrait horriblement de la colique de plomb ; cette maladie avait été produite par l'usage d'un vin falsifié avec du sucre de Saturne.

Nous allons exposer en général les symptômes des empoisonnemens par le plomb, et nous fixerons surtout l'attention de nos lecteurs sur ceux de ces symptômes qui suivent l'usage d'un vin falsifié par le plomb, afin de les mettre à même de prendre les mesures nécessaires dans ces circonstances.

Dans le commencement, les oxides de plomb exercent une action délétère sur le canal intestinal ; les sujets se plaignent d'une sécheresse dans le gosier et de constipation : cet état ne dure pas long-temps, surtout chez les ouvriers en céruse. La sensibilité est ensuite vivement affectée ; les malades deviennent pusillanimes et tristes ; ils ressentent des vertiges passagers, et quelquefois même la goutte sereine ; dans la suite survient un tremblement dans les membres, une sécheresse extraordinaire dans la peau, des douleurs, des convulsions, et enfin l'apoplexie. Dans le principe le pouls est fort lent, puis il devient petit et tremblotant; les extrémités sont paralysées ; la digestion est troublée; il y a flatuosités, manque d'appétit; les malades se plaignent de renvois aigres ou amers. La suite amène des dégoûts, des vomissemens glaireux, qui finissent par devenir bilieux. L'on sent une pression dans le bas-ventre; les malades se plaignent d'un poids immense, surtout aux environs du nombril; le bas-ventre est resserré et tendu comme un tambour. Il survient des palpitations de cœur, une grande sécheresse dans la bouche, une soif inextinguible, une voix rauque ou enrouée; la figure et toute la peau offrent un teint sale, terreux et jaunâtre. Enfin, la consomption et la mort terminent la vie des malheureux empoisonnés par le plomb, à moins que l'art ne soit parvenu à détruire les effets du poison dès le commencement.

Les symptômes qui surviennent après l'usage des vins frelatés par les oxides de plomb, sont différens : ici les accidens ne se succèdent pas aussi vîte ni d'une manière aussi orageuse, mais leur effet est plus dangereux; car, si l'action du poison a acquis un certain degré, il est difficile, souvent même impossible, d'y porter remède. Dans ces empoisonnemens par le vin, tout dépend de la quantité d'oxide de plomb, de celle du vin qui a été bu, de la constitution du sujet, etc. Ordinairement ceux qui ont bu de ces vins, se plaignent d'abord de coliques passagères; elles se changent bientôt en une sensation douloureuse du bas-ventre, qui se fait sentir sans interruption. Ils éprouvent un sentiment caractéristique de pesanteur, suivi bientôt de lassitudes et d'une sécheresse marquée de la peau. Le pouls est ordinairement onduleux et lent, ou tendu et lent : il survient du dégoût pour les alimens; des vomissemens étouffans, surtout le matin : le visage prend enfin une couleur de terre et de la ressemblance avec celui des malades atteints de l'hydropisie de poitrine; l'on observe même, jusqu'à l'illusion, tous les symptômes de l'hydropisie de poitrine, à la réserve du gonflement des articulations (symptôme auquel il faut bien faire attention). L'on voit alors tout-à-coup se succéder avec la rapidité de l'éclair les symptômes les plus terribles, tels que la paralysie, la tristesse poussée jusqu'au désespoir, l'abattement, et la foule innombrable des maux causés par l'empoisonnement du plomb, maux dont nous avons déjà parlé plus haut; et la mort terminer enfin les souffrances de ces malheureux.

FIN.

AUTEURS.

Paul. Æginetæ *Opera*. Bas. 1552; *in-fol.*
Cæl. Aureliani *de acutis passionibus*. Paris. 1533; *in-8*.
Andr. Fumanelli *Comm. de vino et facultatibus vini*.
    Venet. 1536 ; *in-4*.
Hieronymi Fracastorii *Syphilis, seu de morbo gallico*.
    Paris. 1543 ; *in-12*.
Caroli Stephani *Vinetum*. Venet. 1545 ; *in-8*.
Pedac. Dioscorides, *de materia medica*. Paris. 1548 ; *in-8*;
    c. *Comm.* Matthioli. Venet. 1558 ; *in-fol.*
Sebast. Austry *de puerorum morbis*. Lugd. 1549 ; *in-12*.
Andr. Lacunæ *Epitome operum Galeni*. Bas. 1551;
    in-fol.
Leonelli Faventini de Victoriis *Practica medica*. Venet.
    1553; *in-8*.
Paul. Mini *Disc. della natura del vino*. Firenze, 1556;
    in-12.
Nic. Massæ *Epistolæ medicæ*. Venet. 1557 ; *in-4*.
Hippocratis *Opera*, edit. Cornarii. Bas. 1558; *in-fol.*
Jacob. Præfecti *de natura vini*. Venet. 1559 ; *in-8*.
Avicennæ *Opera omnia*. Venet. 1564 ; *in-fol.*
Ant. Mizaldi *de vinis medicatis*. Lutel. 1565 ; *in-8*.
Guil. Grataroli *de vini natura, energia et temperatura*.
    Bas. 1565; *in-8*.
Ant. Mizaldi *Memorabilia*. Colon. 1572 ; *in-12*.
Remb. Dodonæi *Historia vitis vinique brevissima*. *Antv.*
    1574 ; *in-8*.
Jul. Alexandrini *Salubrium, s. de sanitate tuenda libri*.
    Colon. 1575.

Barth. Arnigi Veglie *degli amendati costumi. Bresc.*
1577; *in-4.*

Hier. Mercurialis *de morbis cutaneis. Bas.* 1577 ; *in-4.*
— *de venenis. Bas.* 1586 ; *in-8.*
— *de oculor. et aurium morbis. Fr.* 1591 ; *in-8.*
— *Prælect. Pisanæ in Epidem.* Hipp. *Venet.* 1597 ;
in-fol.
— *de vino et aqua. Ven.* 1597 ; *in-fol.*
— *Consilior. Tom. IV. Ven. in-fol.*

Brudi *Lusitani de victu in acutis. Colon.* 1579 ; *in-8.*

Lud. Mercati *de indicationibus curativis. Colon.* 1580 ;
in-8.

C. Acostæ *Aromatum historia. Antverp.* 1582 ; *in-8.*

C. Plinii *Hist. nat. Fr. ad Mœn.* 1582 ; *in-fol.*

Prosp. Alpini *de medicina Ægyptiorum. Venet.* 1591 ;
in-4.

Casp. Peuceri *de divinationum generibus. Servest.* 1591 ;
in-8.

Henr. Garety *Consilia de arthritide. Fr.* 1592 ; *in-8.*

Mass. Ficini *de sanitate studiosorum. Lugd.* 1595 ; *in-12.*

A. Baccii *de naturali Italiæ vinorum historia. Rom.*
1596; *in-fol.*

Adr. Libavii *Singularia medica ; t.* 3. *Fr.* 1599; *in-8.*

Joh. Bruyerini *de re cibaria. Fr.* 1600 ; *in-8.*

Henr. a Bra *de curandis venenis. Arnhem.* 1601 ; *in-8.*
— *Catalogus medicament. ad pestem. Francof.* 1605 ;
in-8.

Hier. Reusneri *de scorbuto. Fr.* 1601 ; *in-8.*

Franc. Bonamici *de alimento. Florent.* 1603 ; *in-4.*

Joh. Lauterbachii *Consilia medica. Fr.* 1605 ; *in-4.*

Joh. Fernelii *universa medicina. Fr.* 1607; *in-8.*

Th. a Muyden *della natura del vino. Parma,* 1608 ;
in-8.

Marcell. Donati *Historia medica mirabilis,* *edit.* Horstio.
Fr. 1613 ; *in-8.*

M. Adami *vitæ Germanorum philosophorum. Fr.* 1615.

Tob. Aldini *Hortus Farnesianus. Rom.* 1625 ; *in-fol.*

Petr. Andr. Canonherii *de admirandis vini virtutibus. Antwerp.* 1627 ; *in-8.*

Casp. Bartholini *de studio medico. Hafn.* 1628 ; *in-8.*

Jac. Horstii *de vite vinifera,* cum *Herbario Gregor. Horstii. Marp.* 1630 ; *in-8.*

Joh. Beverovicy *de calculo. Lugd. B.* 1641 ; *in-12.*

Henr. ab Heer, *Observationes medicæ. Lugd. B.* 1645 ; *in-12.*

Guil. Fabrici Hildani *Opera omnia. Fr.* 1646 ; *in-fol.*

Hier. Fabricii ab Aquapendente *Opera chirurgica. Patav.* 1648 ; *in-fol.*

Joh. Drawitz, *de scorbuto. Lips.* 1648 ; *in-8.*

Balt. Pisanello, *de cibo et potu. Ven.* 1649 ; *in-12.*

Salernitana Schola, *ex edit. Sylvii. Roterod.* 1649 ; *in-12.*

Amati Lusitani *Curat. medic. cent.* 7. *Ven.* 1654 ; *in-12.*

Liberati de Liberatis *podagra politica. Norimb.* 1655 ; *in-12.*

Tob. Whitackeri *de sanguine uvæ. Hagæ,* 1655 ; *in-8.*

Philipp. Jacob. Sachs, *Ampelographia, sive vitis viniferæ ejusque partium consideratio,* etc. *Lipsiæ,* 1661.

Fr. Hoffmann, *de natura et præstantia vini Rhenani. Halæ,* 1703.

Ejusdem, *de vini Hungarici excellente nat. virtute et usu. Halæ,* 1721.

Th. Sydenham, *Praxis medica experimentalis, s. opuscula universa,* etc. *Lips.* 1711.

Daniel. Dieteric. Jacobi *Disput. de venenata vini, alimenti ac medicamenti optimi, virtute. Vitemb.* 1740.

G. C. S. (G. C. Schmidt), *Wahre Eigenschaften des Rheinweins. Mainz,* 1753 ; *in-8.*

A. J. Stenler præs. a Büchnerdiss, *de vino ut medicina et veneno. Halæ,* 1756 ; *in-4.*

Weimann, *Observat. de vino. Edinb.* 1772.

Navier, *Question agitée dans les écoles de Reims.* 1777.

— *sur l'usage du vin de Champagne mousseux contre les fièvres putrides et autres maladies de même nature. Paris,* 1778 ; *in-*8.

Odier, *Mémoires de la Société de médecine de Paris,* 1779.

Sandifort, *Thesaur. diss.* 3 ; 1785.

Ch. Wollin, *von der Verfälschung des Weins mit Bleyglätte; aus dem Latein. Altenburg,* 1778.

C. A. Cartheuser, *über Verfälschungen der Weine, welche der Gesundheit schädlich sind. Giessen,* 1779 ; *in-*8.

Jo. Gottfr. Leonardi *resp. Dan. diss. vinorum alborum metallici contagii suspectorum docimasiæ curæ repetitæ et novæ. Viteb.* 1787 ; *in-*4.

Rozier, *Journal de physique. A.* 1791. *Octobre.*

Almanach für Scheidekünstler vom Jahr 1794.

Selle, *Medicina clinica;* 7te Aufl., 1797 ; S. 647.

Acrel, *de usu vini in febribus. Upsalæ,* 1797. -

(Conf. *Schwedische Annalen der Medizin und Naturg. de* Rudolph; *Tom.* 1.^{cr}, *Berlin et Stralsund,* 1799 ; *p.* 219.)

Th. Capellini, *über den Genuss des Weins, im Wiener Gesundheits-Taschenbuche,* 1802. *N.°* 9.

D. Joh. Herm. Becker's *Versuch einer allgemeinen und besondern Nahrungsmittel-Kunde. Stendal, bey Franzen und Grosse. Erste Abth.* 1810 ; 2te, 1811 ; 3te, 1812.

Almanach für Weiutrinker. Erster Jahrgang. Leipzig, bey Göschen, 1811.

Lange, *Miscell. verit. de rebus medic. Fascic. I.*

Backer, *Untersuchung der einheimischen Kolik in Devonshire, in den arzneykundigen Abhandlungen des Collegii der Aerzte in London. Erster Band,* S. 136 *bis* 316; 2ter *Bd.,* S. 309.

Fränkische Sammlungen; 2ter B. 8tes St. S. 178.

Weigel, *Grundriss der Chemie;* erster Bd. S. 492.

Sage, *chymische Untersuchungen,* S. 125.

M. P. Orfila, *Traité des poisons tirés des règnes minéral, végétal et animal, ou Toxicologie générale, etc.;* Paris, chez Crochard, 1814.

Baconis Verulami *Historia vitæ et mortis. Lond.* in-8.

Triller, *Progr. de singulari olei atque vini usu in vulneribus curandis, ad locum Lucæ, cap. X, v. 34.*

J. Servière, *der theoretische und praktische Kellermeister, oder die Erkennung, Erzeugung, Behandlung und Erhaltung aller trinkbaren Flüssigkeiten, etc. Zweite, mit einem Anhang vermehrte Auflage; mit drey Kupfern. Frankfurt am Mayn, bey Gebhard und Kösler,* 1811.

Il est à regretter que l'auteur n'ait pas pu profiter d'un ouvrage intéressant, qui vient de paraître, sur les vins, et dont voici le titre : *Topographie de tous les vignobles connus, suivie d'une classification générale des vins;* par JULIEN. *Paris,* 1816. Un vol. in-8.

www.ingramcontent.com/pod-product-compliance
Ingram Content Group UK Ltd.
Pitfield, Milton Keynes, MK11 3LW, UK
UKHW020647120726
13658UKWH00006B/363